口腔黏膜损害诊断图鉴

LESION-BASED DIAGNOSTIC ATLAS OF ORAL MEDICINE

主　审　陈谦明　曾　昕

主　编　袁昌青　聂敏海　邓　婧

副主编　黎春晖　徐全臣

编　者（以姓氏笔画为序）

于晓菲　王　君　邓　婧　伍宝琴　危常磊　刘　克

刘旭倩　刘玲霜　孙　艳　杜海霞　李广伦　张　慧

张齐梅　张晓艳　陈谦明　金　鑫　周　骢　郑卫平

孟凡军　袁昌青　聂敏海　徐全臣　郭宜青　曾　昕

谭　丹　谭　红　黎春晖

人民卫生出版社

图书在版编目（CIP）数据

口腔黏膜损害诊断图鉴 / 袁昌青，聂敏海，邓婧主编 . —北京 : 人民卫生出版社，2020
　ISBN 978-7-117-29279-5

　Ⅰ. ①口… 　Ⅱ. ①袁…②聂…③邓… 　Ⅲ. ①口腔粘膜疾病－诊疗－图谱 　Ⅳ. ①R781.5-64

　中国版本图书馆 CIP 数据核字（2019）第 274647 号

口腔黏膜损害诊断图鉴

主　　编：袁昌青　聂敏海　邓　婧
出版发行：人民卫生出版社（中继线 010-59780011）
地　　址：北京市朝阳区潘家园南里 19 号
邮　　编：100021
E - mail：pmph @ pmph.com
购书热线：010-59787592　010-59787584　010-65264830
印　　刷：北京盛通印刷股份有限公司
经　　销：新华书店
开　　本：889×1194　1/16　印张：16
字　　数：507 千字
版　　次：2020 年 1 月第 1 版　2020 年 1 月第 1 版第 1 次印刷
标准书号：ISBN 978-7-117-29279-5
定　　价：158.00 元

打击盗版举报电话：010-59787491　E-mail：WQ @ pmph.com
质量问题联系电话：010-59787234　E-mail：zhiliang @ pmph.com

主编简介

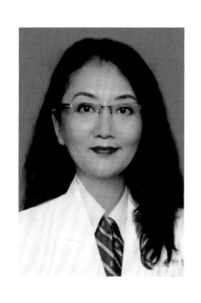

袁昌青

主任医师，教授，硕士研究生导师。现任青岛大学附属医院口腔内科主任、口腔黏膜科主任，青岛大学口腔医学院口腔黏膜病学教研室主任。美国南加州大学 Herman Ostrow 牙学院访问学者，中华口腔医学会全科口腔医学专业委员会常务委员，中华口腔医学会中西医结合专业委员会委员，山东省口腔医学会口腔黏膜病专业委员会副主任委员，青岛市口腔医学会口腔黏膜病专业委员会主任委员。从事口腔内科医疗、教学、科研工作 26 年，具有扎实的理论基础和丰富的临床经验，擅长各类口腔黏膜疑难杂症的诊治，主要研究口腔黏膜病的病因及防治。参编人民卫生出版社口腔规划教材 3 部，发表学术论文多篇。获省市级科技奖 4 项。

主编简介

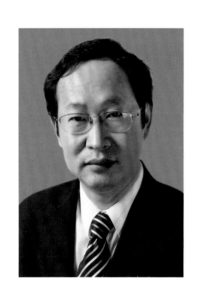

聂敏海

医学博士，教授，硕士研究生导师。四川省有突出贡献的优秀专家，四川省学术技术带头人后备人选，四川省卫生厅学术和技术带头人后备人选。任四川省口腔医学会副会长，四川省口腔医学会口腔黏膜病学专业委员会副主任委员，西南医科大学副校长。长期从事口腔内科临床、教学和科研工作，主要研究口腔黏膜病的病因及防治。发表学术论文100余篇，参编专著7部，获得教育部科技进步奖一等奖、泸州市科技进步奖二等奖和四川省医学科技奖二等奖各1项。

主编简介 ---

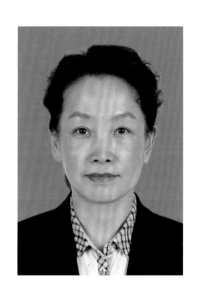

邓　婧

　　主任医师，教授，博士研究生导师。现任中华口腔医学会理事会理事，中华口腔医学会牙体牙髓病学专业委员会常务委员，中华口腔医学会口腔医学教育专业委员会委员，教育部高等学校口腔医学专业教学指导委员会委员，山东省口腔医学会理事会副理事长，山东省口腔医学会牙体牙髓病学专业委员会主任委员，青岛市口腔医学会理事会理事长，青岛大学口腔医学院院长，青岛大学附属医院口腔医学中心主任。曾获青岛市三八红旗手，青岛大学三八红旗手，青岛大学附属医院突出贡献奖。主要研究方向是牙体牙髓病学及口腔黏膜病学，从事口腔内科医疗、教学、科研工作 30 余年，在牙体牙髓病、口腔黏膜病的诊断、治疗领域有丰富的经验。发表专业论文 60 余篇，国家级、省市级课题 10 余项。研发的海洋生物制品"苔藓膜"在治疗口腔扁平苔藓方面取得了显著的临床效果。举办了多期国家级继续教育学习班。参与编写著作 5 部，参与编写人民军医出版社教材 1 部，并担任副主编。

前　言

　　口腔黏膜疾病种类繁多，其范畴可局限于口腔，亦可波及全身多系统。有的疾病仅发生在口腔黏膜上，有的疾病可同时波及皮肤或其他黏膜。口腔黏膜疾病在临床上具有复杂性、多样性的特点，且发病率高，而其发生、发展和转归与社会环境及精神心理因素有着千丝万缕的联系。诊治时既要求有口腔局部观念，又要求有全身大局观念，两者密不可分。多年来，对口腔黏膜疾病的探索从未停止过，其意义深远。

　　我们在长期从事口腔黏膜疾病的专业工作过程中，诊治了大量患者，积累了一大批宝贵的临床资料。在整理手中大量临床病例资料时，一种自豪感油然而生，这凝聚了几代口腔黏膜病学工作者的心血，是智慧的结晶，代表了我们对社会所尽的一份沉甸甸的责任和无私的奉献。从简单病例到各种疑难杂症，从嗷嗷待哺的婴儿到耄耋老者，我们遇到过各种复杂的情况，有时候陷入山重水复疑无路的境地，仔细探究后才发现柳暗花明又一村，其中滋味难以言表，既体会过成功的喜悦，也经历过失败的痛苦。在诊治过程中，我们逐渐积累了经验，学会了运用多种手段，多学科联合，从扑朔迷离、形态各异或相似的临床病损中见微知著、去伪存真，这是一个非常有意思的过程，也是我们的兴趣所在，引领我们不断前行，最终和患者一起战胜疾病。我们深知，患者就是我们最好的老师，医患双方始终是一个战壕里并肩作战的亲密战友。

　　常见的口腔黏膜疾病的临床病损有十几种之多，呈现多样化趋势，同一种疾病表现出来的临床病损不尽相同，而不同的疾病却可以存在相同的病损，这无疑增加了诊治的难度。面对错综复杂的情况，如果没有真正读懂每一种病损所代表的意义，有的医生会感觉无从下手，或诊疗时没有把握，如履薄冰，没有信心去诊治患者，这也造成了有时口腔黏膜病患者无处就医，或辗转多家医院诊断不清，延误治疗的情况，让我们感到非常遗憾和痛心。在强烈的使命感推动下，迫切想要为此做一些事情，希望为更多的医生、患者提供参考，使医生能够更清楚地认识口腔黏膜疾病，并有能力去诊治疾病，让更多的患者得到救治，同时也可以帮助患者认识自己的疾病，消除不必要的疑虑。

　　基于以上初衷，我们萌生了编写一部口腔黏膜疾病图谱类参考书的想法，将多年积累的千余幅来源于临床真实病例的图片，以图谱的形式直观展示出来。鉴于认识各种临床病损的重要性，本书根据最有代表性的病损对疾病加以分类，但这并不能代表有此病损的全部疾病，仍有一些其他的口腔黏膜疾病也可出现同样的病损，对于这部分疾病，我们会在病例解析部分以鉴别诊断的形式加以补充和阐述，并将其归入其他章节中。通常情况下，各种口腔黏膜病损是临床医生接诊时首先要面对的，也是患者就诊的主要原因，在此基础上才能进行诊治。对此，书中每一个章都专门对具有相同临床病损的疾病特点加以总结归纳，同时将疾病的诊疗思路以流程图的形式表示出来，以便于指导临床医师。

　　在此书的酝酿和编写过程中，非常幸运得到了四川大学华西口腔医学院陈谦明教授和曾昕教授的大力支持和帮助，他们以严谨的学术态度影响着所有人。也正是由于这两位主审站在最前沿的高度为我们指引前进的方向，不断鞭策和鼓励我们，本着严谨求实、精益求精的学术态度，不厌其烦地指出存在的问题，此书才不至于偏离正确轨道，得以从开始的不成熟的雏形到最终逐步走向完善。在以邓婧教授为首的代表青岛大学口腔医学院、青岛大学附属医院的编者和以聂敏海教授为首的代表西南医科大学口腔医学院的编者共同编写此书的过程中，召开了多次筹备会议及编写会，每一位编者通过其所经历的反复讨论、深入思考、一遍遍的修改完善,规范了诊疗思路和流程,提升了自身学术水平和修养,培养铸就了两支基本功扎实的学术队伍。

值此成书之际,感谢一直以来给我们支持、鼓励和启迪的陈谦明教授、曾昕教授!感谢全体编委及家属的辛勤付出!感谢人民卫生出版社为本书提供了规范化的出版平台!感谢所有为本书提供技术支持和图片的多学科的同道们!感谢各级领导和同事们对我们的工作的认可及多方面的支持和帮助!感恩所有关心、爱护、支持、鼓励、帮助过我们的人!

谨以此书献给青岛大学附属医院成立 120 周年庆典。

袁昌青

2019 年 12 月

目　录

第一章 概　述

第一节　正常口腔黏膜的组织结构

　　口腔黏膜（oral mucosa）是覆盖于口腔表面的组织，由上皮层和固有层组成，上皮层借基底膜与固有层相连，部分黏膜深部有黏膜下层。上皮层近似于皮肤表皮层，固有层近似于皮肤真皮层，其范围向前经唇红部连接唇部皮肤，向后与咽部黏膜相连接。口腔黏膜按照功能分为咀嚼黏膜（牙龈和硬腭）、被覆黏膜（唇、颊、口底、舌腹、软腭）和特殊黏膜（舌背）（图1-1-1，图1-1-2）。

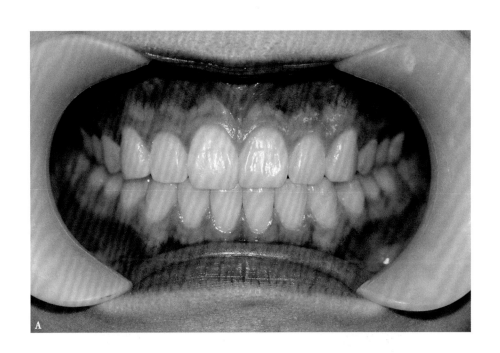

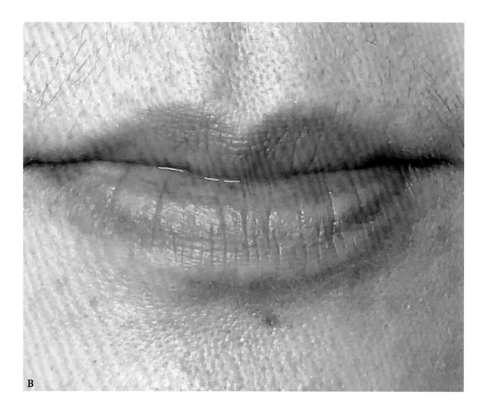

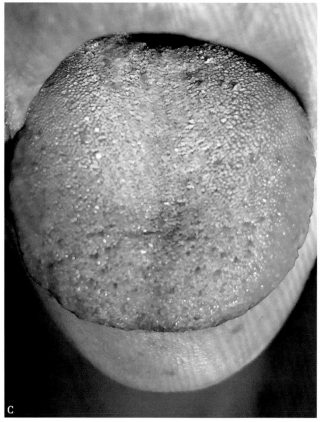

图 1-1-1 正常口腔黏膜

A. 咀嚼黏膜（牙龈黏膜） B. 被覆黏膜（唇黏膜） C. 特殊黏膜（舌背黏膜）

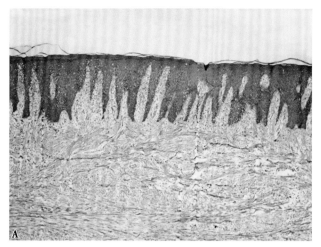

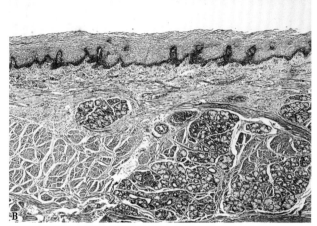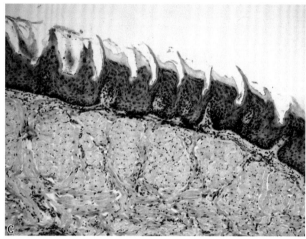

图 1-1-2 正常口腔黏膜的组织结构

A. 咀嚼黏膜（牙龈黏膜，HE 染色×100） B. 被覆黏膜（唇黏膜，HE 染色×100） C. 特殊黏膜（舌背黏膜，HE 染色×200）

一、上皮层

上皮层（epithelial layer）细胞由角质细胞及非角质细胞组成，上皮根据部位的不同可分为角化复层鳞状上皮和非角化复层鳞状上皮（图 1-1-3，图 1-1-4）。

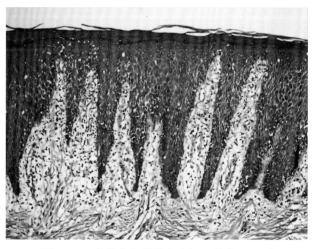

图 1-1-3 角化复层鳞状上皮（HE 染色×200）

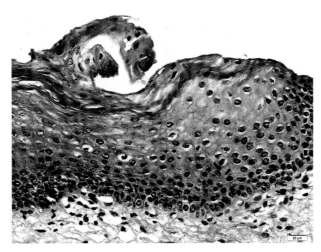

图 1-1-4　非角化复层鳞状上皮（HE 染色 × 400）

1. 角化复层鳞状上皮　角化复层鳞状上皮由深层及表层依次为：

（1）基底层（basal layer）：位于上皮层的最深面，由一层立方形或矮柱状细胞构成，该层细胞与相邻棘层细胞合称为生发层，具有增殖能力。

（2）棘层（spinous layer）：位于基底层上方，是层数最多的细胞层，由体积较大的多边形细胞组成，细胞之间通过桥粒（desmosome）方式相连接，对维持上皮完整性有重要作用。

（3）颗粒层（granular layer）：位于棘层上方，由 2～3 层扁平细胞组成，细胞质中含有嗜碱性透明角质颗粒，细胞核浓缩。

（4）角化层（cuticular layer）：位于上皮层最表层，呈鳞状，细胞体积较大，内含均质嗜酸性物质。若角化细胞中细胞核完全消失，称正角化（orthokeratosis），如硬腭黏膜；若角化细胞中含有皱缩未消失的细胞核，称不全角化（parakeratosis），如牙龈黏膜。角化层具有上皮屏障作用，可保护深层上皮细胞。

2. 非角化复层鳞状上皮　非角化复层鳞状上皮由深层至表层依次为：基底层、中间层和表层。基底层细胞形态同角化型上皮的基底细胞，中间层细胞体积大，细胞间桥不明显，表层细胞呈扁平状。

3. 口腔上皮角质细胞　口腔上皮角质细胞组成复层鳞状上皮，包括部分基底层细胞、棘层细胞等，细胞具有增殖能力，可通过分裂增殖补充表层脱落的上皮细胞。

4. 口腔上皮非角质细胞　细胞游离分布于上皮层内，不参与角质形成、细胞增殖和分化。

（1）黑色素细胞（melanocyte）：位于口腔黏膜上皮的基底层，由神经嵴细胞迁移而来，然后增殖分化形成。光镜下，细胞质透明，细胞核呈圆形或卵圆形，特殊染色见细胞质有树枝状突起伸入基底细胞或棘细胞之间。电镜下，细胞质内还可见黑色素小体。其功能为形成黑色素。

（2）朗格汉斯细胞（Langerhans cell）：主要位于棘层和基底层，呈树枝状突起，细胞质透明，核染色深，电镜下细胞质内可见独特的网球拍形小颗粒，称为伯贝克颗粒（Birbeck granule）。其功能与黏膜免疫功能有关。

（3）梅克尔细胞（merkel cell）：位于基底层，由神经嵴细胞迁移而来，是一种压力或触觉感受器。

二、基底膜

基底膜（basement membrane）是连接口腔黏膜上皮层与深部固有层的结构。电镜下，基底膜由透明板、致密板、网板组成。

三、固有层

固有层（lamina propria）由致密结缔组织组成，主要含有成纤维细胞、组织细胞、未分化间充质细胞、肥大细胞等，分为乳头层和网状层，为上皮层提供支持和营养（图 1-1-5）。

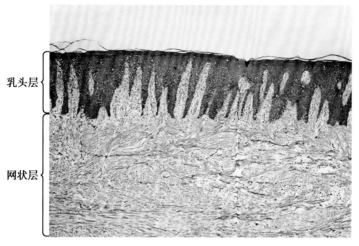

乳头层

网状层

图 1-1-5　固有层（HE 染色 × 100）

四、黏膜下层（submucosa）

黏膜下层为疏松结缔组织，为固有层提供支持和营养，含有腺体、血管、淋巴管、神经及脂肪组织，主要分布于被覆黏膜和特殊黏膜（图 1-1-6）。

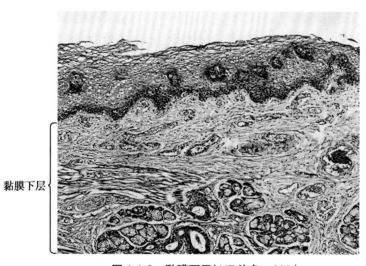

黏膜下层

图 1-1-6　黏膜下层（HE 染色 × 200）

第二节　口腔黏膜病基本临床损害

一、斑和斑片

斑（macule）和斑片（patch）是位于皮肤及黏膜上局限性的颜色异常，不高于黏膜或皮肤表面，直径数毫米至数厘米，颜色可呈红、红棕或黑褐色等。若直径小于 2cm，称斑（图 1-2-1）。若直径大于 2cm，称斑片（图 1-2-2）。红色斑或斑片可因血管扩张、增生等形成，加压后颜色可暂时消退。部分红棕色的斑或斑片可因出血后淤血引起，加压颜色不消退。黑褐色的斑或斑片可因黑色素沉积引起。

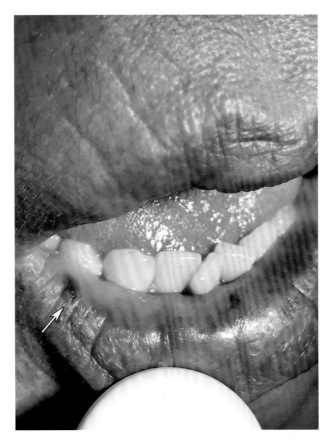

图 1-2-1　斑

下唇黏膜黑斑,直径小于 2cm(箭头示)

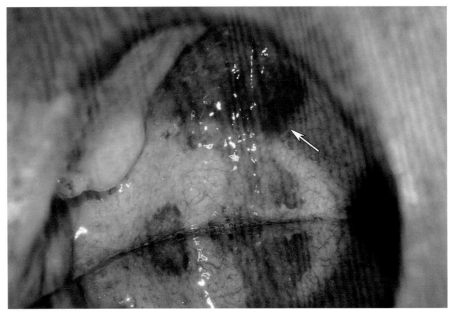

图 1-2-2　斑片

腭黏膜红色斑片,直径大于 2cm(箭头示)

二、丘疹和斑块

丘疹（papule）是黏膜上小的实性突起，一般高于黏膜表面，直径可由 1mm 至数毫米不等，颜色可呈白色、紫红色、黄色或灰白色，常见于口腔扁平苔藓。斑块（plaque）是由大量排列不一的针头大小的丘疹融合而成，直径大于 1cm，又称丘斑，常见于口腔白角化症、口腔白斑病、慢性盘状红斑狼疮等（图 1-2-3，图 1-2-4）。

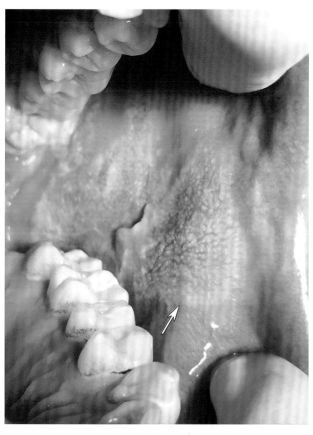

图 1-2-3　丘疹
口腔扁平苔藓，左颊黏膜珠光白色丘疹，直径 1mm 至数毫米（箭头示）

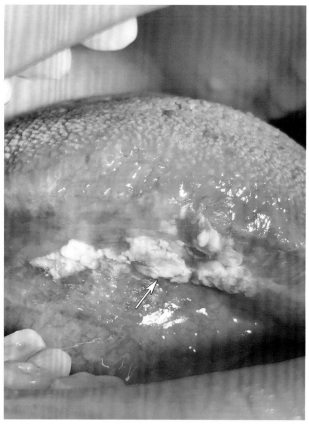

图 1-2-4　斑块
口腔白斑病，舌腹黏膜白色斑块，直径大于 1cm（箭头示）

三、疱和大疱

黏膜内液体潴留而形成疱（vesicle）。疱的直径通常小于 1cm，大疱的直径大于 1cm。根据疱内容物的不同，分为水疱、血疱和脓疱。内容物为浆液者称为水疱（图 1-2-5），为血液者称为血疱（图 1-2-6），为脓液者称为脓疱（图 1-2-7）。根据疱所在位置的不同可分为上皮内疱和上皮下疱。上皮内疱多位于棘层内，疱壁薄，易破裂，临床上很难见到完整的疱，常见于天疱疮。上皮下疱位于基底层下方，疱壁厚，不易破裂，临床上常可见完整的疱壁，常见于类天疱疮、口腔扁平苔藓等（图 1-2-8）。

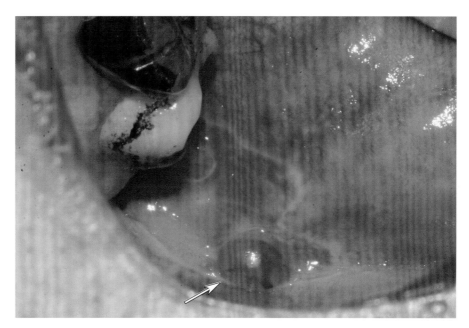

图 1-2-5　水疱

口腔扁平苔藓,颊部白色斑纹基础上水疱(箭头示)

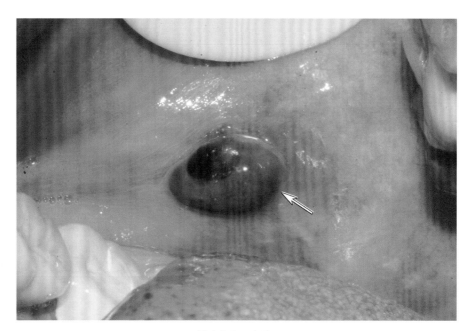

图 1-2-6　血疱

创伤性血疱,颊部血疱(箭头示)

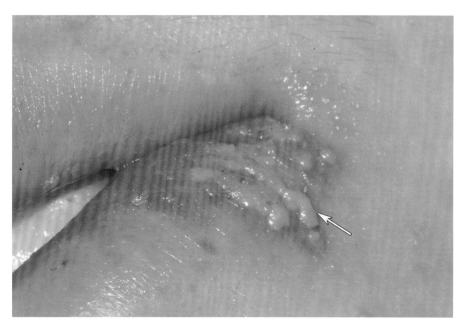

图 1-2-7 脓疱
单纯疱疹，下唇近口角区脓疱（箭头示）

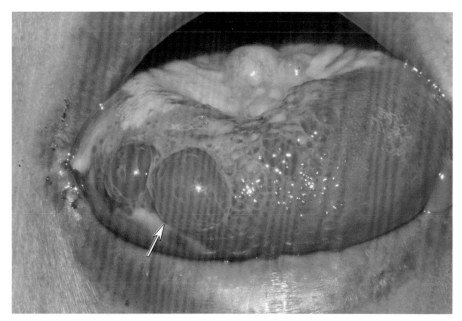

图 1-2-8 大疱和疱
药物过敏性口炎，舌背黏膜大疱和疱并存（箭头示）

四、糜烂

糜烂（erosion）是黏膜上皮的浅层缺损，但未波及上皮全层，损害愈合后无瘢痕，常见于口腔单纯疱疹、天疱疮、糜烂型口腔扁平苔藓等（图 1-2-9，图 1-2-10）。

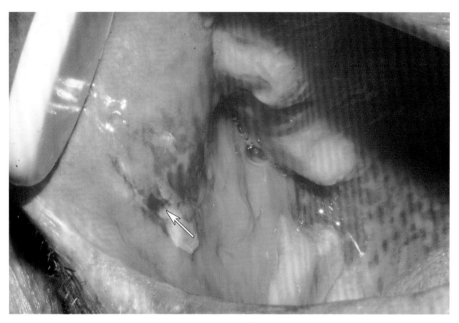

图 1-2-9　糜烂

天疱疮,右颊黏膜糜烂(箭头示)

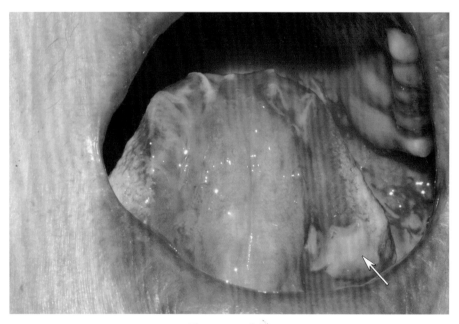

图 1-2-10　糜烂

药物过敏性口炎,舌腹黏膜糜烂(箭头示)

五、溃疡

溃疡(ulcer)是上皮全层发生连续性缺损而形成的凹陷。若溃疡只破坏上皮层为浅层溃疡,愈合后不形成瘢痕,常见于轻型复发性阿弗他溃疡(图 1-2-11)。若溃疡破坏黏膜下层为深层溃疡,愈合后可形成瘢痕,常见于重型复发性阿弗他溃疡、结核性溃疡等(图 1-2-12)。

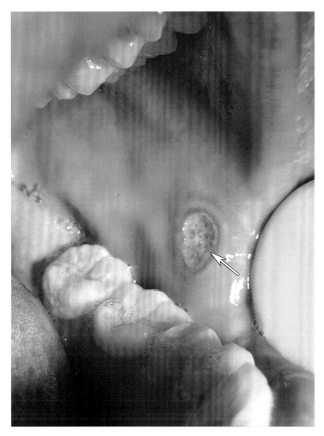

图 1-2-11　溃疡
轻型复发性阿弗他溃疡（箭头示）

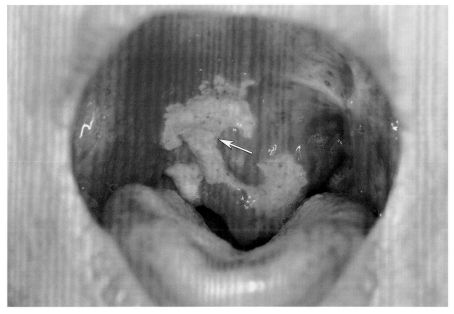

图 1-2-12　溃疡
重型复发性阿弗他溃疡（箭头示）

六、萎缩

　　萎缩（atrophy）是上皮细胞体积变小。因上皮变薄，损害表面略凹陷，结缔组织内丰富的血管使损害呈现红色。常见于萎缩性舌炎（图 1-2-13）。

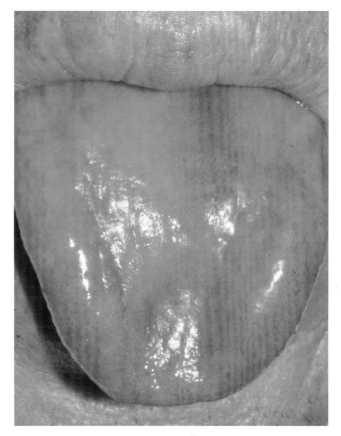

图 1-2-13　萎缩

萎缩性舌炎,舌背舌乳头完全萎缩呈镜面状

七、皲裂

皲裂(rhagade)是黏膜表面的线状裂口,因组织失去弹性变脆而形成。局限于上皮层内的浅皲裂易愈合,不留瘢痕,深达固有层或黏膜下层的皲裂则会引起出血,愈后可遗留瘢痕。皲裂常见于唇炎和口角炎等(图 1-2-14)。

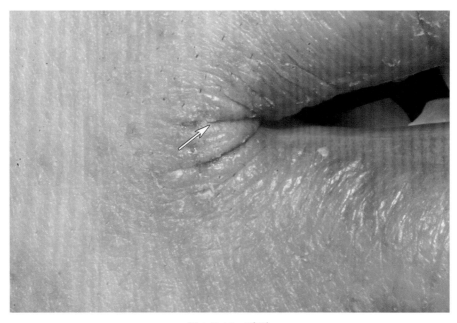

图 1-2-14　皲裂

口角炎,右侧口角皲裂(箭头示)

八、鳞屑

鳞屑（scale）是已经或即将脱落的表皮角质细胞，表层多为过度角化或不全角化，可见于唇红和皮肤（图 1-2-15，图 1-2-16）。

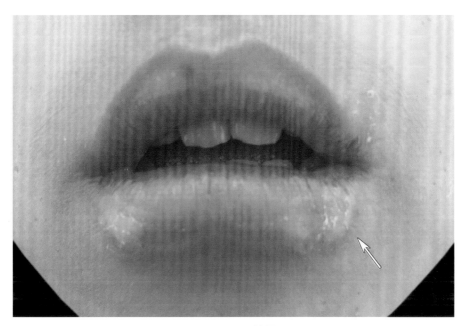

图 1-2-15 鳞屑
白癜风，唇黏膜及唇周皮肤色素脱失伴鳞屑（箭头示）

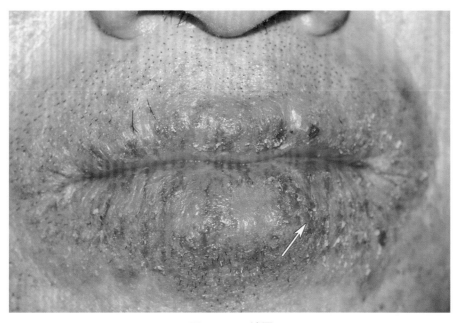

图 1-2-16 鳞屑
慢性非特异性唇炎，唇部干燥伴鳞屑（箭头示）

九、痂

痂（crusts）是由损害表面脓液、血液、浆液及上皮残渣等物质变干凝结而成，可见于唇红和皮肤，呈黄色或红褐色，常见于唇炎、口角炎、慢性盘状红斑狼疮、多形红斑等（图1-2-17～图1-2-20）。

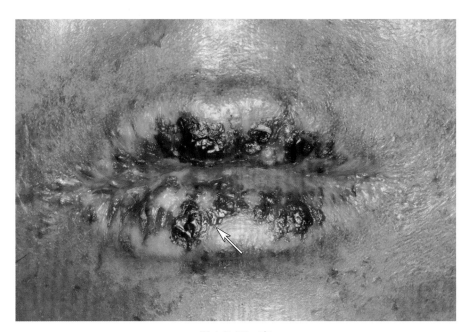

图1-2-17 痂

慢性盘状红斑狼疮，唇黏膜血痂（箭头示）

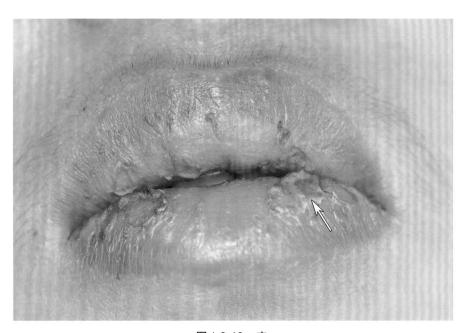

图1-2-18 痂

唇炎，上下唇黏膜干痂（箭头示）

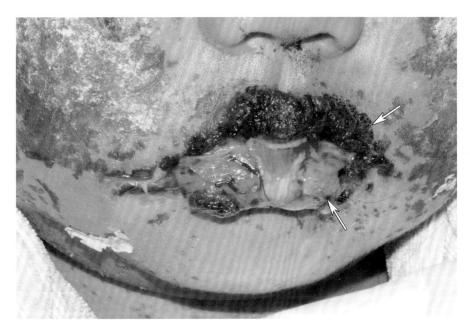

图 1-2-19 痂

多形红斑，上唇黏膜血痂，下唇黏膜脓痂（箭头示）

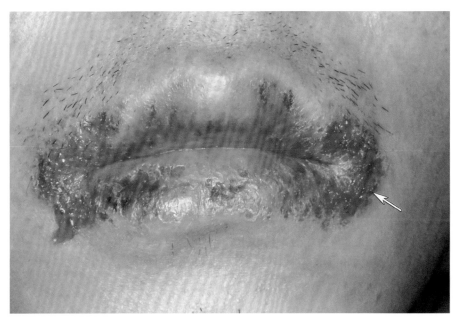

图 1-2-20 痂

口角炎合并唇炎，唇红部及双侧口角脓痂（箭头示）

十、假膜

假膜（pseudomembrane）是由炎性渗出的纤维素、坏死脱落的上皮细胞和炎性细胞聚集形成的灰白或黄白色膜状结构。假膜非组织本身，可擦掉，常见于复发性阿弗他溃疡、急性假膜型念珠菌口炎等（图1-2-21，图1-2-22）。

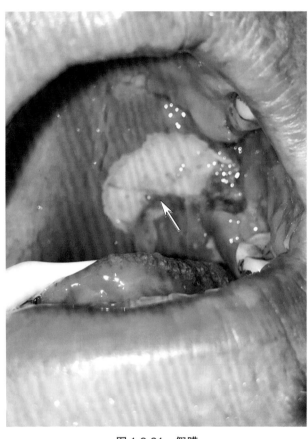

图 1-2-21 假膜
重型复发性阿弗他溃疡，软腭溃疡表面黄色假膜，可擦去（箭头示）

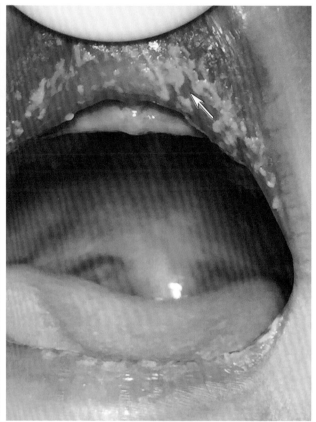

图 1-2-22 假膜
急性假膜型念珠菌口炎，唇黏膜可见白色凝乳状假膜，用力可擦去（箭头示）

十一、结节

结节（nodule）是组织增生形成隆起于黏膜表面的小结，为局限性、实质性病损，呈圆形或椭圆形，触之有一定的硬度或浸润感，颜色呈粉红色至深紫色，常见于纤维瘤、痣等（图1-2-23）。

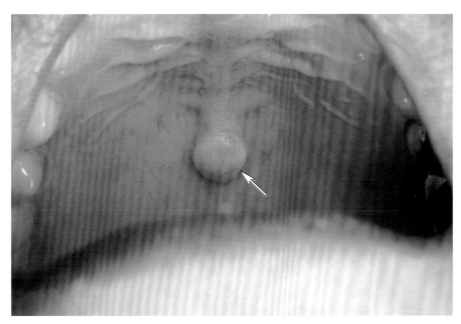

图 1-2-23 结节
纤维瘤，腭部结节（箭头示）

十二、坏死和坏疽

坏死（necrosis）为活体组织局部细胞的病理性死亡，常见于坏死性龈口炎、白血病口腔损害等（图 1-2-24）。坏疽（gangrene）是坏死组织在腐物寄生菌作用下发生腐败，呈灰黑色并伴有恶臭，常见于走马疳。

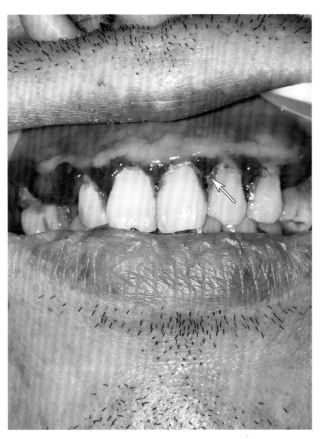

图 1-2-24 坏死
白血病，牙龈坏死（箭头示）

十三、肿瘤

肿瘤（tumour）多为实体性生长物，由黏膜向外突起或平伏，大小、形状、颜色不定。可分为良性肿瘤与恶性肿瘤两大类（图 1-2-25，图 1-2-26）。

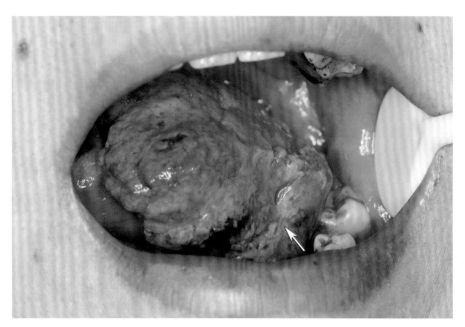

图 1-2-25　肿瘤
舌鳞状细胞癌（箭头示）

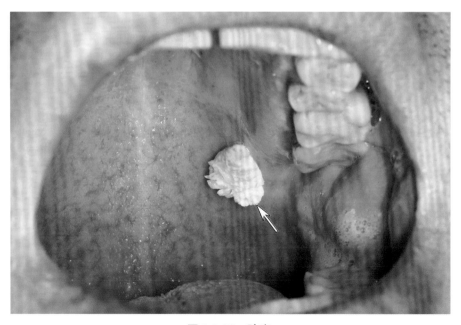

图 1-2-26　肿瘤
腭部乳头状瘤（箭头示）

第三节　口腔黏膜病的检查

（一）一般检查

临床上，医师通过问诊采集病史，结合口腔检查得出初步诊断。口腔检查应从主诉部位开始，而后对全口黏膜（包括唇黏膜、颊黏膜、牙龈黏膜、舌黏膜、口底黏膜、腭部黏膜及咽部黏膜等）、腺体、淋巴结及牙齿咬合情况等进行检查。

1. 唇黏膜　唇部检查时注意唇红缘是否清晰、对称，唇黏膜、前庭沟和唇系带色泽、形态、质地、位置等是否正常（图1-3-1，图1-3-2）。检查唇黏膜应注意区分以下唇部正常结构：迷脂症表现为唇黏膜上散在的淡黄色颗粒，为异位的皮脂腺（图1-3-3）；唇黏膜齿痕为牙齿在与之相接触的唇黏膜上形成的牙印（图1-3-4）。

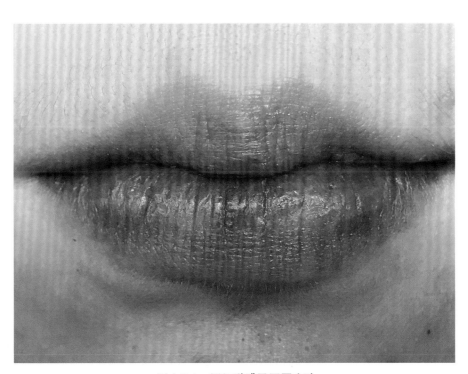

图1-3-1　唇红黏膜及唇周皮肤

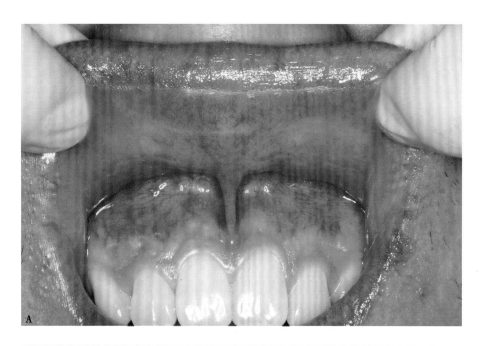

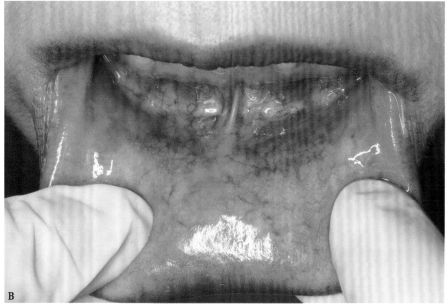

图 1-3-2　正常唇黏膜

A. 正常上唇黏膜　B. 正常下唇黏膜

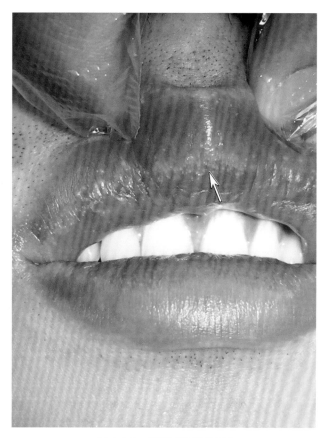

图 1-3-3 迷脂症（箭头示）

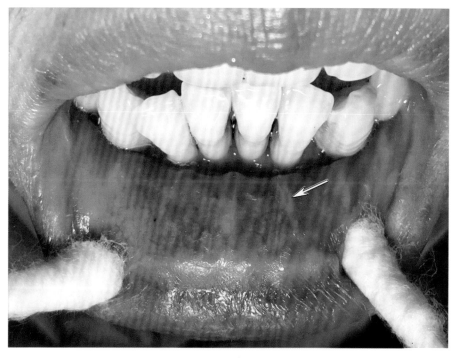

图 1-3-4 下唇黏膜齿痕（箭头示）

2. 颊黏膜 颊黏膜检查时注意颊黏膜颜色是否正常,有无充血、糜烂、溃疡等(图1-3-5)。检查颊黏膜应该区分以下颊部正常结构:迷脂症是颊黏膜上散在的淡黄色颗粒,为异位的皮脂腺;颊白线是位于颊黏膜上下牙列咬合线上对应的前后走向的白色线形皱襞;腮腺乳头位于上颌第二磨牙颊面对应的颊黏膜上,是腮腺导管的开口(图1-3-6~图1-3-8)。

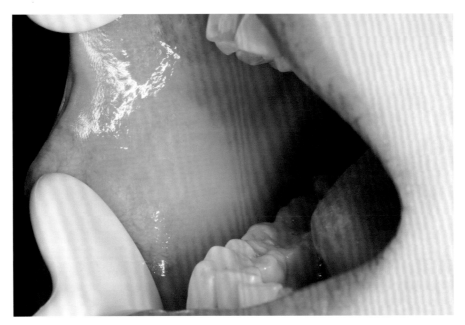

图 1-3-5 颊黏膜

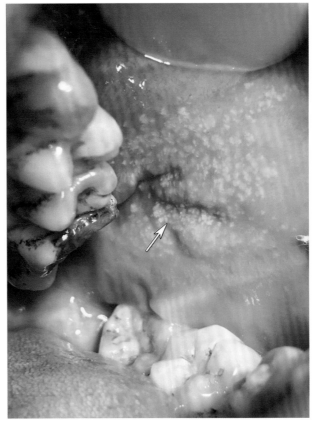

图 1-3-6 迷脂症(箭头示)

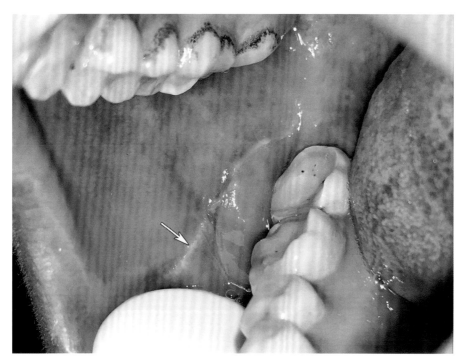

图 1-3-7 颊白线(箭头示)

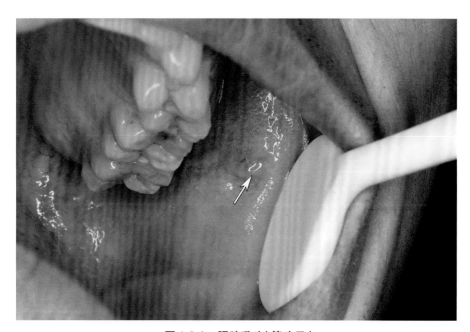

图 1-3-8 腮腺乳头(箭头示)

3. 牙龈 牙龈检查时注意牙龈的颜色、质地、形态，是否有充血、肿胀、起疱、糜烂等（图 1-3-9）。疱疹性龈口炎、口腔扁平苔藓、黏膜类天疱疮、白斑病等疾病应重点检查牙龈。

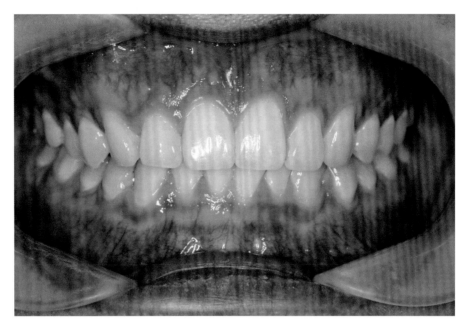

图 1-3-9 正常牙龈

4. 舌背及舌缘黏膜 舌背及舌缘黏膜检查时注意舌背乳头是否萎缩、增生、肿胀，舌体部是否对称，舌苔色泽是否正常（图 1-3-10～图 1-3-15）。

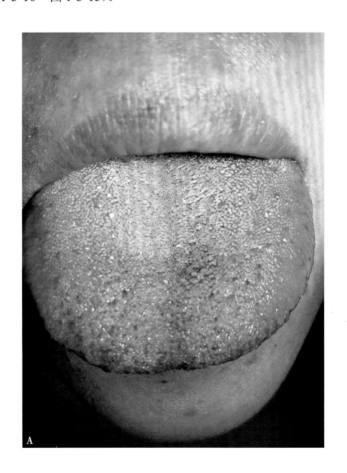

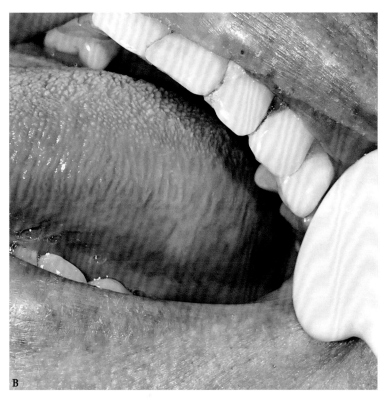

图1-3-10 正常舌背及舌缘黏膜
A. 正常舌背黏膜 B. 正常舌缘黏膜

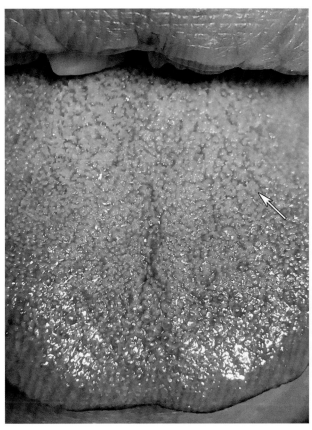

图1-3-11 舌丝状乳头（箭头示）

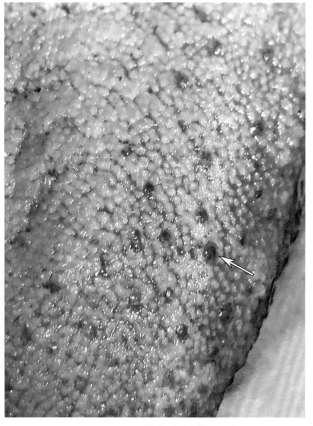

图1-3-12 舌菌状乳头（箭头示）

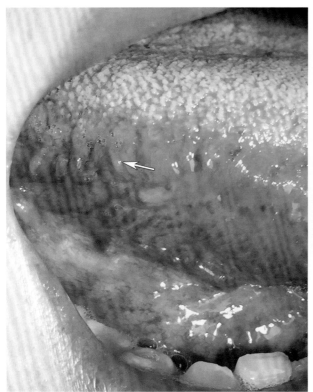

图 1-3-13　舌叶状乳头（箭头示）

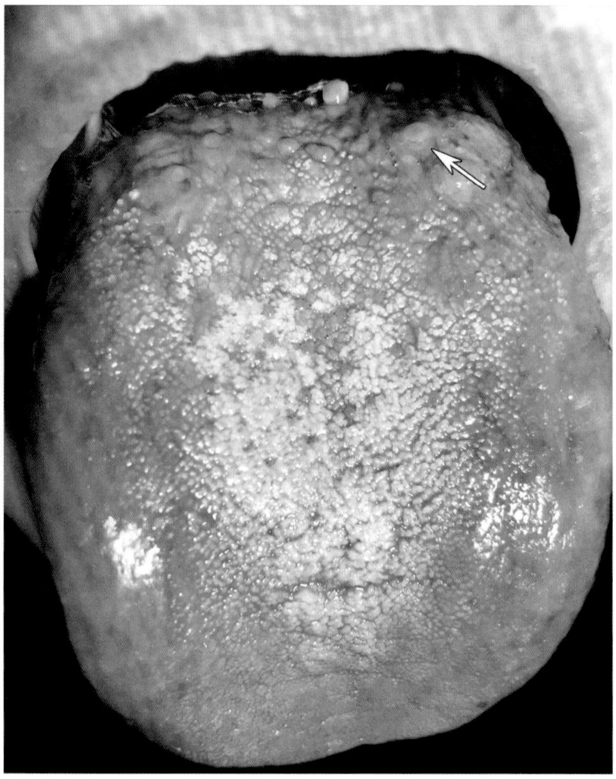

图 1-3-14　舌轮廓乳头（箭头示）

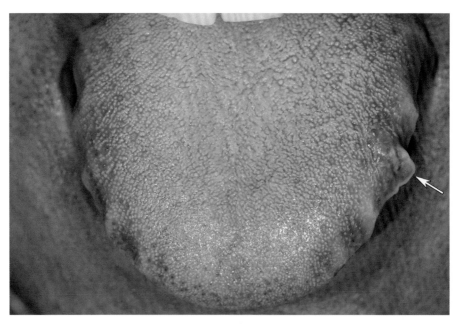

图 1-3-15　舌缘齿痕（箭头示）

5. 口底及舌腹黏膜 口底及舌腹黏膜较薄，局部血管颜色透出可呈紫红色（图 1-3-16），应检查舌下腺及下颌下腺导管开口唾液是否正常排溢，舌系带位置是否正常等。

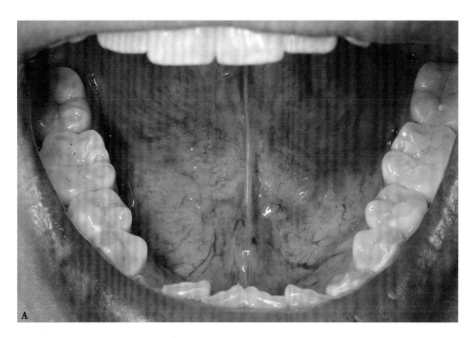

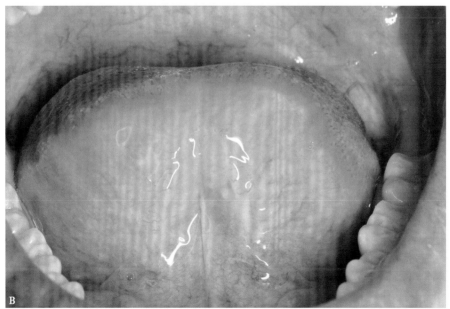

图 1-3-16 正常口底和舌腹黏膜
A. 正常口底黏膜　B. 正常舌腹黏膜

6. 腭　观察腭部黏膜外观是否正常，有无充血、糜烂、溃疡、增生等损害，可见到正常结构，如腭皱襞、腭小凹等（图 1-3-17，图 1-3-18）。

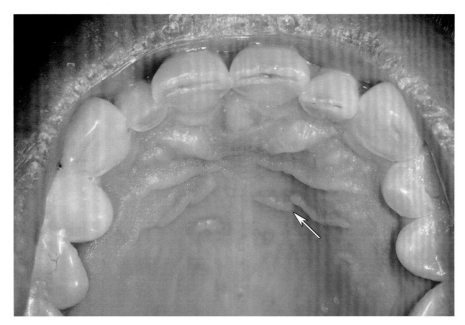

图 1-3-17　腭皱襞（箭头示）

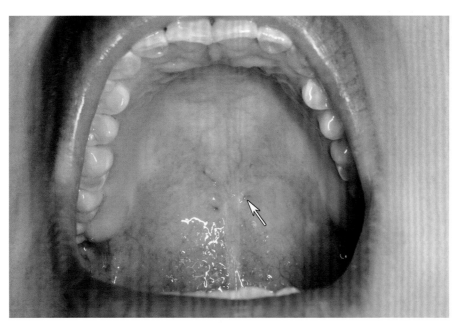

图 1-3-18　腭小凹（箭头示）

7. 咽　观察口咽部扁桃体有无肿大,舌腭弓及咽腭弓、舌根部黏膜有无充血、肿胀、糜烂、溃疡、增生等异常(图 1-3-19,图 1-3-20)。

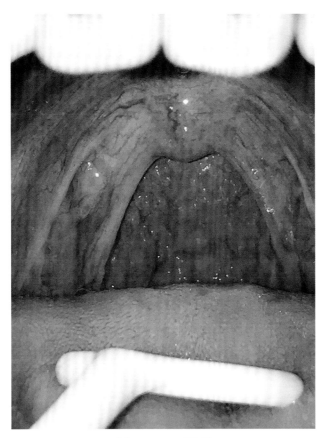

图 1-3-19　正常咽

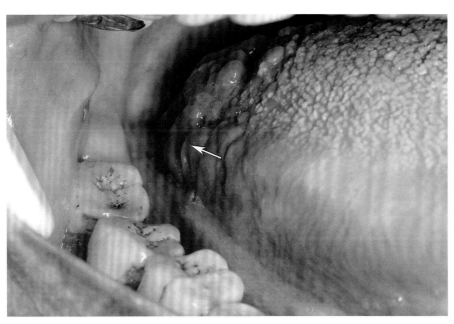

图 1-3-20　舌扁桃体(箭头示)

（二）辅助检查

通过询问病史、临床检查后，尚需进一步准确诊断时，可以进行以下相关辅助检查：

1. 血液学检查　血常规检查有助于初步判断或区分细菌感染或病毒感染性疾病，而白细胞分类及嗜酸性粒细胞直接计数对过敏性疾病的诊断有重要指导意义，亦可进行血液食入性及吸入性过敏原检测以查明致敏物质。血常规检查结合贫血相关因子检测（包含血清铁、维生素 B_{12}、叶酸等）、出凝血时间检查及必要时进行骨髓穿刺检查，有助于诊断各种类型的贫血、原发免疫性血小板减少症、白血病等血液系统疾病。某些口腔黏膜病如复发性阿弗他溃疡可行微量元素、维生素、免疫功能、微循环等检查，某些特殊疾病如口腔结核可进行结核杆菌抗原及抗体的检查，性传播疾病如梅毒、艾滋病可分别进行梅毒血清学实验或 HIV 抗体检测。

2. 免疫学检查　可检测组织或血清内抗原、抗体的变化，常用于天疱疮、类天疱疮、盘状红斑狼疮、干燥综合征等自身免疫相关性疾病的诊断，常用的免疫学检查项目包括：血清免疫球蛋白测定、淋巴细胞亚群、抗核抗体及滴度、可提取性核抗原（ENA）酶谱（包括抗 SSA 抗体、抗 SSB 抗体、抗 Ro52 抗体等 10 余种针对核内可提取性核抗原的自身抗体）、类风湿因子测定、B 细胞测定等。需要注意的是：某些治疗口腔黏膜病的药物，如环磷酰胺、硫唑嘌呤、甲氨蝶呤、糖皮质激素等免疫抑制剂类药物，因其具有肝、肾毒性，骨髓抑制或可引起血糖或血脂升高等副作用，需要在用药前及用药过程中定期检查血常规、肝功能、肾功能、血糖、血脂等指标，必要时还需进行血液药物浓度的监测。

3. 活体组织检查术　活体组织检查术是切取或切除损害组织进行病理学检查，是确定口腔黏膜病变性质的重要方法。在基本损害的感染和炎症控制后方可进行。标本应在病变与正常组织交界处取材，深度应达黏膜下层，包含黏膜上皮全层。可同时进行免疫组织化学检查。

4. 脱落细胞学检查　通过刮取和穿刺抽取患者病变部位的脱落细胞进行病理形态学观察并进行定性诊断。其特点是简单易行，主要用于肿瘤和体内感染性疾病及某些特殊疾病的诊断，如口腔白斑病、单纯疱疹、天疱疮等。

5. 微生物学检查　细菌及真菌等感染均可采用微生物学检查，主要方法为涂片检查及细菌培养。口腔细菌感染如球菌性口炎，涂片镜检可见链球菌、肺炎双球菌、金黄色葡萄球菌等一种或多种细菌。口腔真菌感染多为念珠菌感染，涂片镜检可见念珠菌菌丝及孢子。

6. 分子生物学检查　常用的分子生物学检查方法包括聚合酶链式反应、蛋白印迹杂交法等。这些方法可对病原微生物进行检测，也可用于口腔黏膜病的病因及发病机制研究。

第二章 溃疡和糜烂

第一节 复发性阿弗他溃疡

【典型病例】

患者,女,34岁。

主诉:口腔溃疡反复发作2年伴腭部溃疡复发疼痛10日。

病史:2年来口腔溃疡反复发作,1~3个月发作一次,每次溃疡数目1~4个不等,位置不固定,多发生于软腭、舌、唇、颊等部位。小溃疡一般2周左右愈合,大溃疡1~2个月方能愈合。否认生殖器和眼部不适、溃疡。10日前腭部复发溃疡,疼痛剧烈,影响进食。否认系统性疾病史和药物过敏史。

检查:口腔内左侧舌腭弓黏膜溃疡1处,直径约2cm,呈弹坑状,表面淡黄色假膜可拭去,周围黏膜充血明显,触诊基底部质软(图2-1-1)。

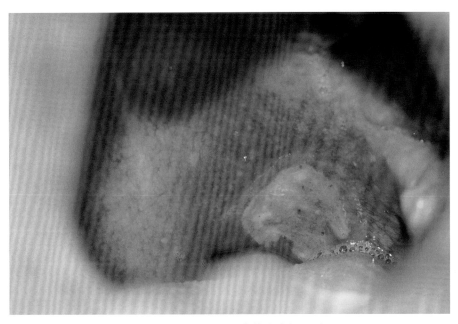

图2-1-1 复发性阿弗他溃疡(重型)

诊断:复发性阿弗他溃疡(重型)。

【病例解析】

1. 该病例的诊断依据是什么?

(1)口腔溃疡周期性复发史,有自限性。

(2)口腔深大溃疡,直径约2cm,呈弹坑状,溃疡表面淡黄色假膜可拭去,周围黏膜充血明显,触诊基底部质软,溃疡具有"红、黄、凹、痛"特征。

2. 该病例应与哪些疾病鉴别?

该患者溃疡直径达 2cm,中央凹陷,呈弹坑状,溃疡边界清楚,有周期性、复发史、自限性。应与有类似损害的癌性溃疡、结核性溃疡、创伤性溃疡、坏死性唾液腺化生和手 - 足 - 口病等鉴别。

(1)癌性溃疡:边缘不规则,呈菜花状生长,基底部有浸润,质地较硬,病变进行性发展,无周期性及自限性,病理学检查可见癌变特征(图 2-1-2,图 2-1-3)。

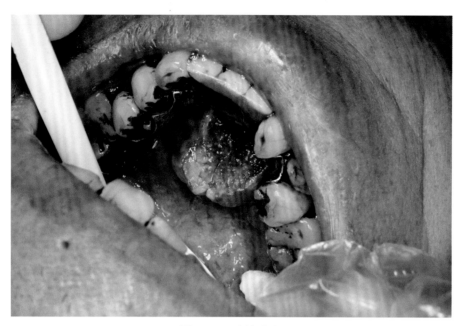

图 2-1-2　癌性溃疡
腭部鳞状细胞癌,溃疡呈菜花状生长,基底部硬

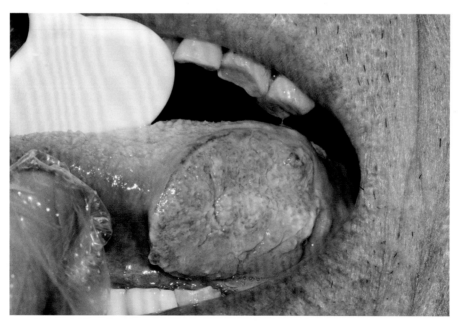

图 2-1-3　癌性溃疡
舌左缘鳞状细胞癌,溃疡呈菜花状生长,基底部硬

(2)结核性溃疡:溃疡表面有淡黄色假膜,基底部可见桑葚状突起,边缘呈鼠啮状,并向中央卷曲,形成潜掘状边缘,质地较软,无周期性及自限性(图 2-1-4),有肺结核体征,病理学检查可见结核性肉芽肿。

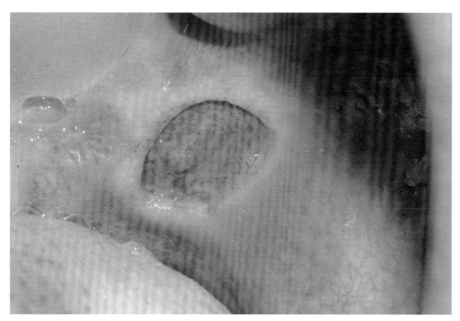

图 2-1-4　结核性溃疡
左颊潜掘状溃疡,边缘呈鼠啮状,基底颗粒状突起

（3）创伤性溃疡：溃疡部位与创伤因素相契合（图 2-1-5），去除创伤因素，溃疡可自愈，全身情况好，病理学检查显示非特异性炎症。

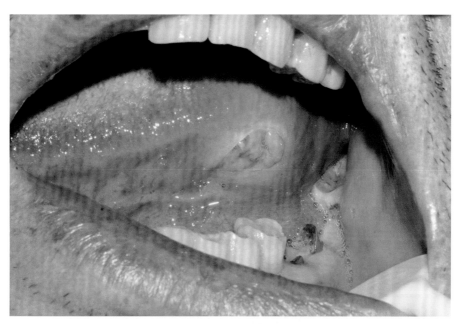

图 2-1-5　创伤性溃疡
舌左缘溃疡与 36 残根尖锐边缘刺激因素契合

（4）坏死性唾液腺化生：好发于软硬腭交界区，溃疡深及骨面，边缘稍隆起，中央略凹陷，无周期性，有自限性，病理学检查显示小唾液腺坏死（图 2-1-6）。

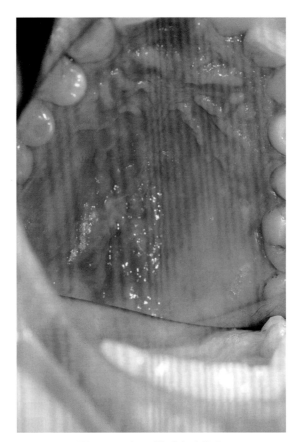

图 2-1-6　坏死性唾液腺化生

（5）手-足-口病：5岁以下幼儿好发，由柯萨奇病毒 A_{16}、肠道病毒 EV_{71} 为主的多种肠道病毒感染所致。口腔黏膜出现散在红斑及小水疱，破溃后形成糜烂面或溃疡，覆有假膜。手、足、臀等部位出现皮疹或半透明小水疱，一般可自愈（图 2-1-7）。血清抗体检测、病毒分离培养鉴定等实验室检查可确诊。

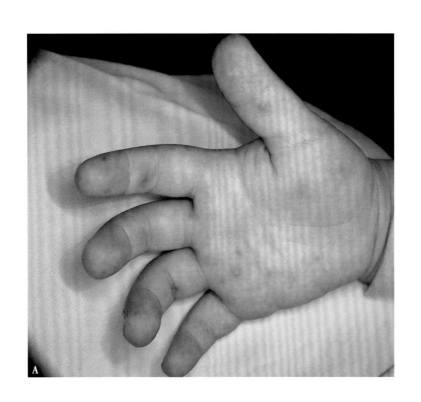

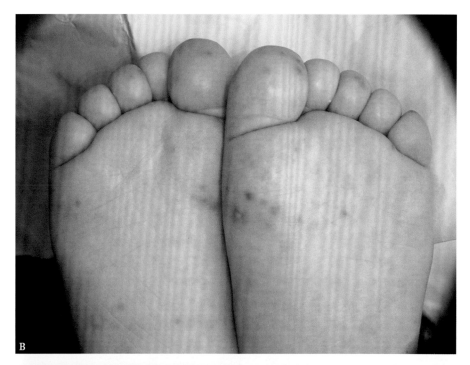

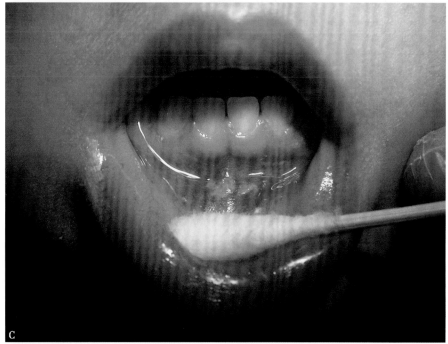

图 2-1-7 手 - 足 - 口病
A. 手掌疱疹　B. 脚掌疱疹　C. 口腔黏膜小疱破后形成溃疡

3. 复发性阿弗他溃疡除了重型,还有哪些类型?

复发性阿弗他溃疡好发于唇、颊、舌以及软腭等角化较差的黏膜,除本典型病例中所述的重型外,还有轻型和疱疹样型。

　　轻型复发性阿弗他溃疡为圆形或椭圆形,直径 5～10mm,数目一般 3～5 个,10～14 天溃疡愈合,不留瘢痕(图 2-1-8,图 2-1-9)。

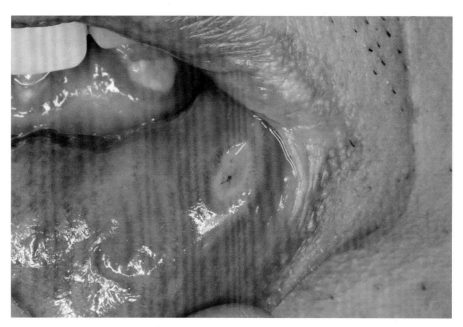

图 2-1-8　轻型复发性阿弗他溃疡
唇红黏膜溃疡 1 处,直径约 5mm

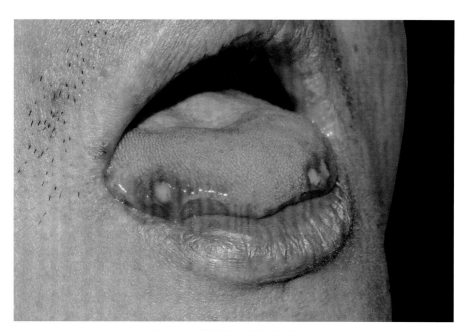

图 2-1-9　轻型复发性阿弗他溃疡
舌黏膜溃疡 3 处,直径均约 5mm

疱疹样型复发性阿弗他溃疡直径小，约 2～5mm，数目多，可达十几个甚至几十个，如同"满天星"（图 2-1-10，图 2-1-11）。

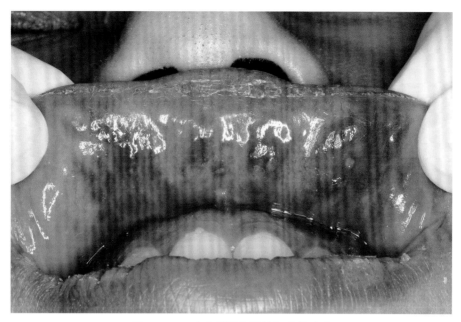

图 2-1-10　疱疹样型复发性阿弗他溃疡
舌尖及舌腹黏膜溃疡 10 余处，直径均约 1～2mm，似"满天星"状

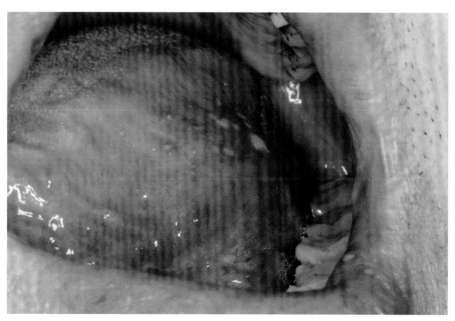

图 2-1-11　疱疹样型复发性阿弗他溃疡
舌左侧黏膜溃疡 10 余处，直径均约 1～2mm，似"满天星"状

4. 该病例的口腔溃疡会癌变吗?

该患者所患溃疡虽然面积大,但腭部溃疡仅复发 10 日,且溃疡基底部质软,不具有癌性溃疡的特征,不会癌变。复发性阿弗他溃疡有周期性复发史,有自限性,一般愈合后黏膜可恢复正常,唯有重型复发性阿弗他溃疡深达黏膜下层或肌层,愈后可遗留瘢痕(图 2-1-12),瘢痕呈白色条索状隆起或不规则形状,应与肿瘤性包块相鉴别。但如果某处口腔溃疡长期不愈合,位置固定不变,同时伴有溃疡基底部发硬情况,应该及时进行活体组织病理学检查,以排除癌变可能。

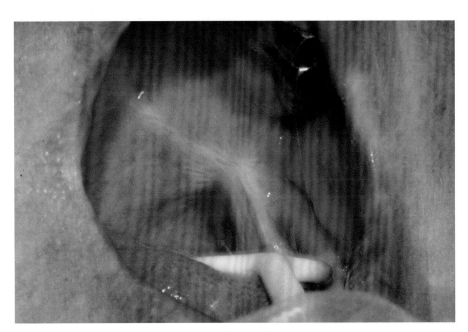

图 2-1-12　重型复发性阿弗他溃疡(愈后)
腭部可见溃疡愈合后形成白色条索状瘢痕

5. 该疾病应如何治疗?

复发性阿弗他溃疡病因不清,与多种因素有关,临床治疗原则为消炎、止痛、促进溃疡愈合及防止复发,分局部和全身治疗。局部治疗可选用消炎含漱剂、含片、散剂、药膜、止痛剂等剂型药物,也可行局部药物封闭治疗、激光治疗等。全身治疗可针对患者具体情况,选用免疫抑制剂类药物或免疫增强剂类药物、维生素类药物或补充微量元素,如为贫血或其他全身性疾病所引起,应进行全身系统性疾病的治疗。同时,患者应规律作息,保持心情愉悦,排解压力,缓解紧张的精神情绪,避免进食辛辣刺激性食物。

第二节　白　塞　病

【典型病例】

患者,女,22 岁。

主诉:口腔反复溃疡 6 年伴外阴反复溃疡 1 年。

病史:6 年来口腔内反复溃疡,1~2 个月发作 1 次,每次溃疡数目 2~5 个,2~4 周愈合。曾服用"地塞米松"治疗,每次 2 片,1 日 1 次,2~3 日即可缓解。1 年前口腔溃疡复发的同时伴发外阴溃疡,每次数目 1~2 个,位置不固定。口腔溃疡及外阴溃疡复发期间伴有眼部不适。1 周前口腔及外阴溃疡同时复发,疼痛不适影响生活。否认系统性疾病史和药物过敏史。

检查:下唇溃疡直径约 5mm,充血,略凹,表面覆盖淡黄色假膜。外阴溃疡直径约 1cm,上覆淡黄色假膜。眼结膜充血明显(图 2-2-1)。

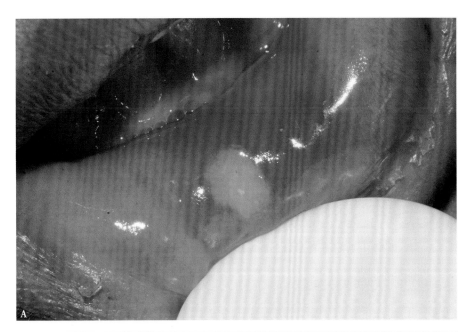

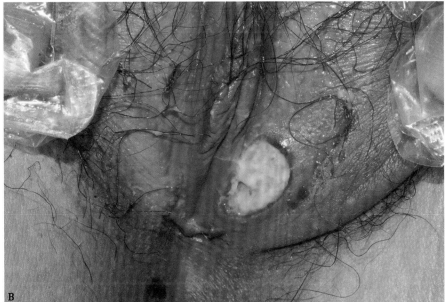

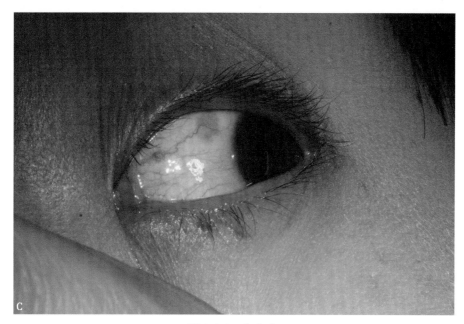

图 2-2-1　白塞病
A. 下唇黏膜溃疡,直径约 5mm　B. 外阴溃疡直径约 1cm　C. 结膜炎

诊断:白塞病。

【病例解析】

1. 该病例的诊断依据是什么?

白塞病新的诊断标准:对疾病每项症状或体征进行评分,口腔溃疡、生殖器溃疡、眼部病变各 2 分,皮肤病变、血管病变、神经病变、针刺反应各 1 分,当总评分≥4 分,并排除其他疾病后,可以诊断为白塞病。

该病例有复发性口腔溃疡,并同时伴有生殖器溃疡史、眼结膜炎,总评分 6 分,符合白塞病的诊断。口腔溃疡是白塞病的必发表现。此外,生殖器溃疡的发生率约为 75%,除本病例女性发生于阴唇,在男性亦可发生于阴囊、阴茎、龟头等部位(图 2-2-2)。

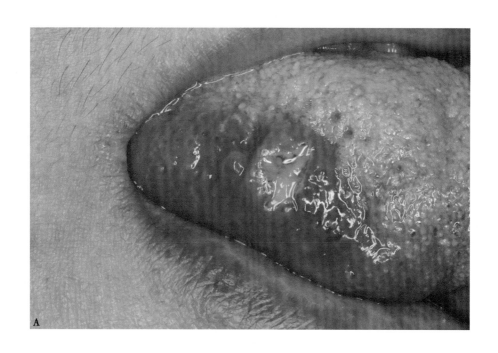

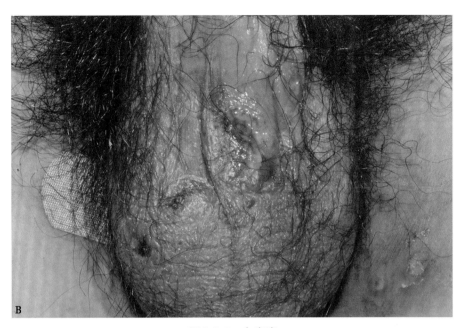

图 2-2-2　白塞病
A. 舌右侧缘溃疡　B. 伴阴囊及大腿皮肤溃疡

2. 该患者还可能伴发哪些疾病?

还可能伴发的疾病有:关节炎、皮下栓塞性静脉炎、深部静脉栓塞和动脉瘤、中枢神经病变、消化道溃疡、附睾炎。

3. 该病例如何与复发性阿弗他溃疡鉴别?

口腔溃疡占白塞病首发症状的 70%~90%,最终 100% 的患者必发口腔溃疡。该病例口腔溃疡的临床特点与复发性阿弗他溃疡类似,不同之处在于该病例还有生殖器溃疡及眼炎,而复发性阿弗他溃疡仅表现为口腔溃疡反复发作,并不伴有全身其他部位的损害。

4. 该疾病的治疗原则是什么?

治疗原则是控制现有症状,防治重要脏器损害,延缓并阻止疾病进展,达到最终治愈的目的。全身用药主要是免疫增强剂、免疫抑制剂以及糖皮质激素等,可根据情况选择口服甲氨蝶呤、秋水仙碱、沙利度胺、硫唑嘌呤、环磷酰胺、环孢素和抗肿瘤坏死因子拮抗剂等药物,亦可酌情选用非甾体抗炎药。局部可使用消炎防腐类药物、止痛药物及促进黏膜生长修复的药物,可制成漱口水、喷剂、膜剂、膏剂等局部应用。

第三节　创伤性溃疡

【典型病例】

患者,女,78 岁。

主诉:舌右侧溃疡 2 个月不愈合。

病史:2 个月前发现舌右侧溃疡,曾服用"消炎药"治疗,没有明显效果,溃疡一直不愈合,疼痛影响进食。有高血压病史。否认其他系统性疾病史和药物过敏史。

检查:舌腹右侧及口底右侧溃疡,外形不规则,充血、增生明显,触诊质较韧,尼氏征阴性。与舌腹右侧及口底右侧溃疡位置相对应的 46、47 残根及 48 残冠舌侧边缘尖锐,呈薄刃状(图 2-3-1)。

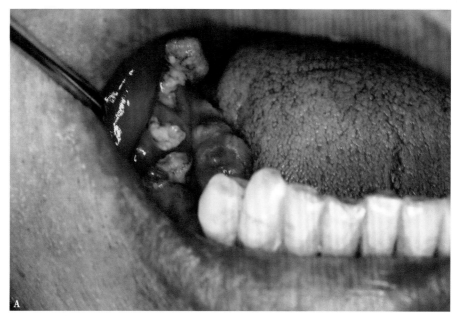

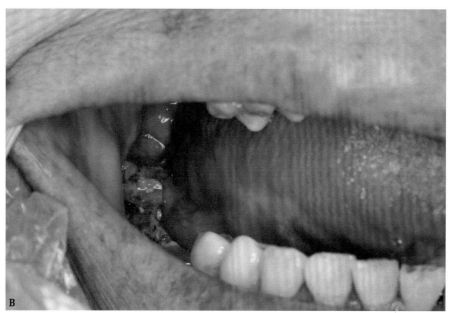

图 2-3-1　创伤性溃疡

A. 46、47 残根及 48 残冠舌侧尖锐边缘与右侧舌腹及口底右侧溃疡位置对应

B. 调磨 46、47、48 舌侧尖锐边缘 2 周后，右侧舌腹及口底右侧溃疡自行愈合

诊断：创伤性溃疡（右侧舌腹）。

【病例解析】

1. 该病例的诊断依据是什么？

（1）有创伤因素：46、47 残根及 48 残冠舌侧尖锐边缘，呈薄刃状，右侧舌腹及口底右侧溃疡位置与此局部创伤因素相对应。

（2）右侧舌腹及口底右侧溃疡 2 个月未愈合，去除创伤因素，调磨 46、47、48 尖锐舌侧边缘 2 周后溃疡自行愈合。

2. 该病例的致病因素是什么？还有哪些常见因素可以引起创伤性溃疡？

该患者 46、47 残根及 48 残冠舌侧尖锐边缘是创伤因素，导致相对应的舌右侧溃疡长期不愈合。

当口腔黏膜受到物理、机械、化学等因素刺激，与刺激物相接触的区域均可发生创伤性溃疡，如咬伤所致的自伤性溃疡（图 2-3-2）、残根残冠所致的压疮性溃疡（图 2-3-3）、高度白酒灼伤所致的创伤性溃疡（图 2-3-4）、急食擦伤所致的创伤性溃疡（图 2-3-5）、发生在婴幼儿的 Bednar 溃疡（图 2-3-6）、Riga-Fede 溃疡（图 2-3-7）等。

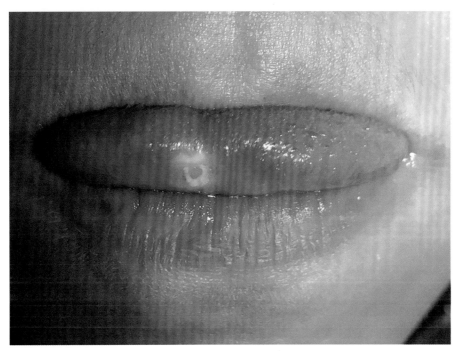

图 2-3-2　自伤性溃疡
反复咬舌导致舌尖部溃疡

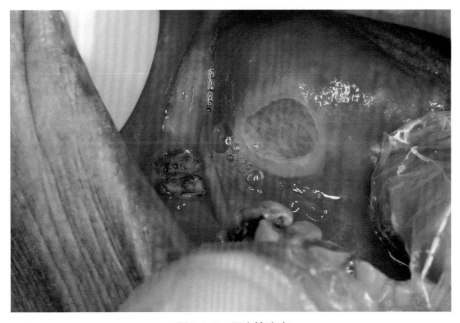

图 2-3-3　压疮性溃疡
46 残根导致舌右侧溃疡

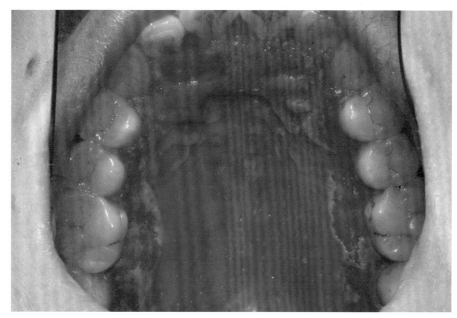

图 2-3-4　创伤性溃疡
高度白酒漱口造成上腭黏膜化学性损伤

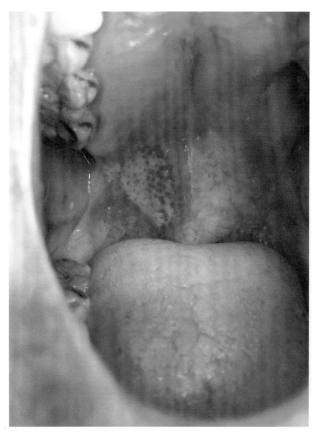

图 2-3-5　创伤性溃疡
急食导致软腭创伤性血疱,疱破后遗留溃疡面

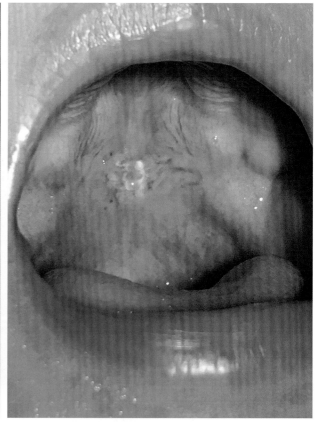

图 2-3-6　Bednar 溃疡
婴儿吮吸过硬橡皮奶嘴摩擦所致腭部溃疡

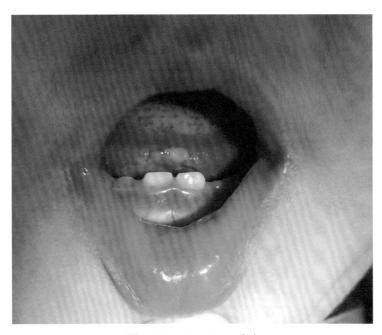

图 2-3-7 Riga-Fede 溃疡

新萌的下颌乳中切牙切嵴尖锐,摩擦导致幼儿舌腹部溃疡

3. 该病例的溃疡会癌变吗?

　　该患者所患溃疡由局部创伤因素引起,若及时治疗不会癌变,在去除创伤因素约 2 周后该患者溃疡完全自愈。若局部创伤因素长期存在,溃疡亦有可能癌变(图 2-3-8)。如去除局部创伤因素 2～4 周并同时积极进行治疗后,溃疡持续存在,仍不愈合,则应进行活体组织病理学检查,以排除癌变。

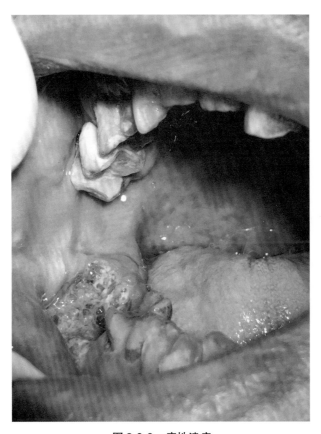

图 2-3-8 癌性溃疡

17、18 向对殆伸长,长期咬伤导致下牙槽嵴黏膜创伤性溃疡癌变

4. 该疾病的治疗原则是什么?

去除局部刺激因素,如拔除或调磨残根、残冠,修改或拆除不合适的修复体,磨钝乳切牙切嵴,纠正咬颊、咬舌、咬唇等不良习惯或戒除自伤性行为(图 2-3-9),改变婴儿喂养方式及工具等。化学性损伤可用相应的具有中性的药液冲洗、涂擦或用温水冲洗。同时,局部消炎以预防继发感染或使用促进黏膜生长修复的药物促进愈合。该患者通过磨改 46、47、48 锐利的牙尖,去除了局部刺激因素,溃疡 2 周即自行愈合。

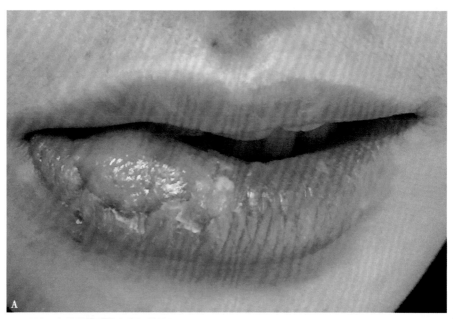

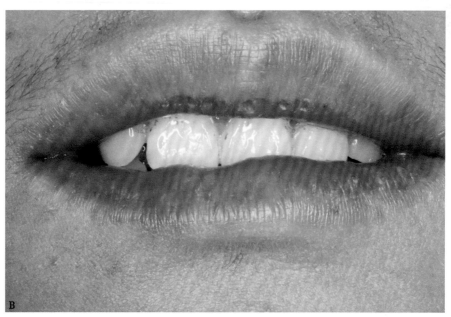

图 2-3-9　创伤性溃疡(咬唇自伤所致)
A. 下唇自伤性溃疡　B. 戒除自伤性咬唇习惯 1 个月后该溃疡完全愈合

第四节 放射性口炎

【典型病例】

患者，男，56岁。

主诉： 放疗后口腔溃烂疼痛5日。

病史： 15日前患者因鼻咽癌行放射治疗，5日前唇舌部出现溃烂，疼痛不适。否认其他系统性疾病史和药物过敏史。

检查： 口腔舌部及唇红部黏膜大面积充血、肿胀、糜烂，表面可见淡黄色假膜，触痛明显，口腔异味明显（图2-4-1）。

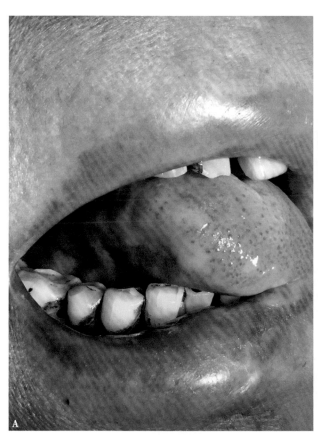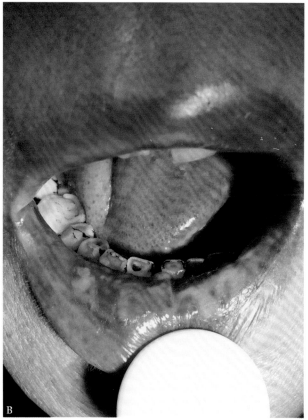

图2-4-1 放射性口炎

A. 舌黏膜充血、水肿、糜烂 B. 下唇红黏膜大面积充血、水肿、糜烂

诊断： 放射性口炎。

【病例解析】

1. 该病例的诊断依据是什么？

（1）有头颈部放射线治疗史。

（2）放射治疗后相应口腔黏膜大面积充血、肿胀、糜烂、假膜。

2. 该病例的病因是什么？

因头颈部肿瘤行放射治疗，放射线电离辐射引起急性口腔黏膜炎。口腔黏膜上皮损伤后，细菌等微生物定植损害部位，加重炎症反应，使局部黏膜充血、肿胀和糜烂。

3. 该疾病的治疗原则是什么?

治疗原则是缓解症状,防止感染,促进愈合。全身应用非甾体类抗炎镇痛药。局部使用消炎类药物或促进黏膜修复生长的表皮生长因子类药物,亦可局部涂抹止痛药物,如有真菌感染可局部使用抗真菌药物治疗。

第五节 糜烂型口腔扁平苔藓

【典型病例】

患者,男,43 岁。

主诉: 口腔发白溃烂伴疼痛 1 个月。

病史: 1 个月前患者口腔出现白纹、溃烂,疼痛不适,影响进食,之前曾感觉劳累,情绪急躁伴焦虑,自觉心情不好或劳累时病情明显加重,否认系统性疾病史和药物过敏史。

临床检查: 双颊、左舌腹、下唇红黏膜大面积珠光白色条纹伴充血、糜烂(图 2-5-1),触诊基底质软。全口牙齿检查未见银汞合金充填物和金属冠,以及其他修复材料。

辅助检查: 病理学检查显示上皮过度不全角化,基底细胞液化变性,固有层淋巴细胞带状浸润。

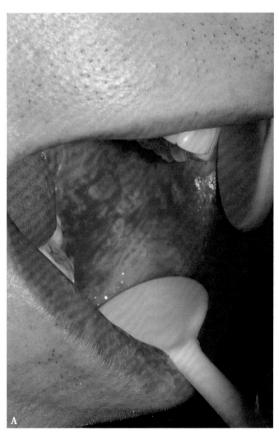
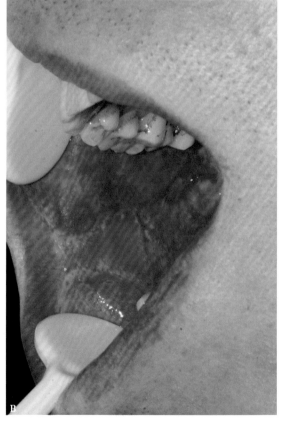

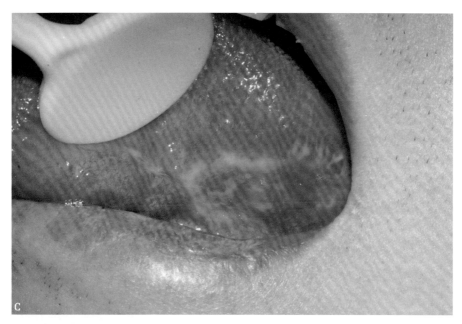

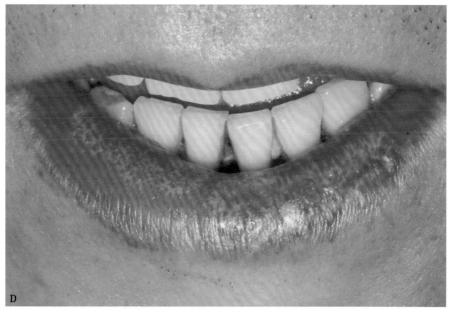

图 2-5-1 糜烂型口腔扁平苔藓
A. 左颊珠光白色条纹伴充血糜烂　B. 右颊珠光白色条纹伴充血糜烂
C. 左舌腹珠光白色条纹伴充血糜烂　D. 下唇唇红大面积白纹伴小块糜烂

诊断：糜烂型口腔扁平苔藓。
【病例解析】
1. 该病例的诊断依据是什么？
（1）唇、舌及双颊黏膜大面积珠光白色条纹，伴充血、糜烂，基本呈对称性分布。
（2）病理学检查显示上皮过度不全角化，基底细胞液化变性，固有层淋巴细胞带状浸润。
（3）发病与精神情绪因素有关。
2. 该病例应与哪些疾病鉴别？
　　该患者在白色斑纹损害的基础上伴有充血、糜烂等，唇红黏膜损害未越过唇红缘，损害基本呈对称分布。临床上应与表现为充血、糜烂、白纹损害的盘状红斑狼疮，以及与表现为充血、糜烂损害的黏膜类天疱疮、寻常型天疱疮、多形红斑等疾病相鉴别。

（1）盘状红斑狼疮：好发于下唇，呈圆形或椭圆形红斑或糜烂，中央萎缩变薄，易出血，黏膜侧有放射状细短白纹，唇红损害往往越过唇红缘（图2-5-2）。

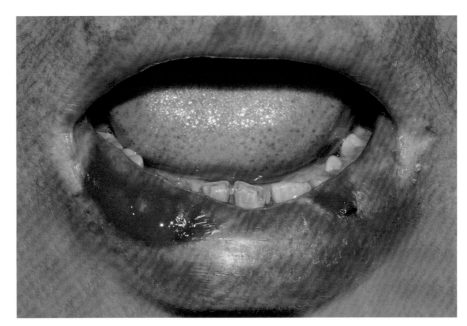

图2-5-2　盘状红斑狼疮
下唇损害呈盘状红斑伴糜烂

（2）黏膜类天疱疮：水疱为上皮下疱，黏膜无白色损害，可有糜烂、充血（图2-5-3）。免疫荧光检查基底膜处可见均匀细线状翠绿色荧光带。

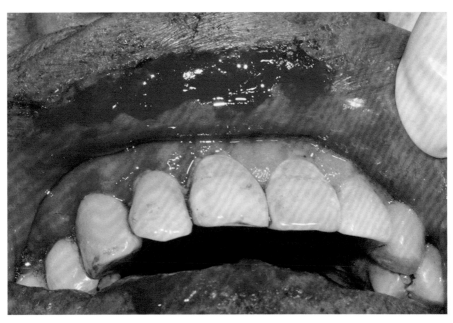

图2-5-3　黏膜类天疱疮
上唇唇红黏膜大疱破后糜烂，探针试验阴性

（3）寻常型天疱疮：口腔黏膜有大疱形成，疱易破，形成不规则的糜烂面，糜烂周围的黏膜外观正常。临床检查黏膜无白纹，尼氏征阳性，探针试验阳性（图 2-5-4）。病理学检查显示棘层松解、上皮内疱形成，脱落细胞学检查可见天疱疮细胞。

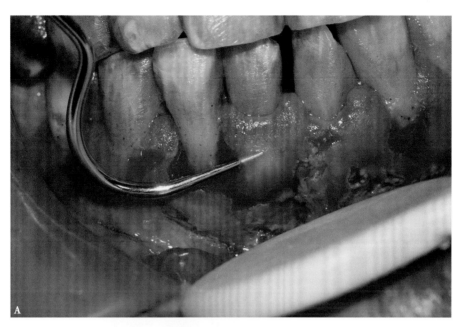

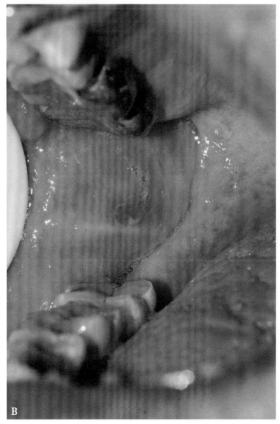

图 2-5-4　寻常型天疱疮
A．牙龈大疱破后糜烂，探针试验阳性　B．颊黏膜大疱破后糜烂

（4）多形红斑：为变态反应性疾病，黏膜大面积糜烂，如发生在唇红部可覆有厚血痂，黏膜无白色损害，皮肤可出现虹膜状靶形红斑损害（图2-5-5），详见第三章第三节。

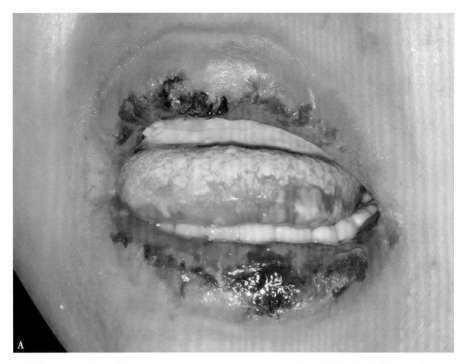

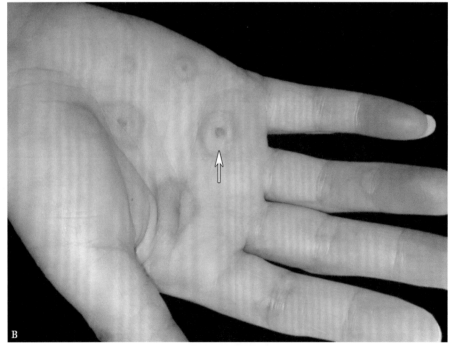

图2-5-5　多形红斑
A. 唇红及舌黏膜糜烂，唇红黏膜血痂形成　B. 手掌特征性靶形红斑（箭头示）

3. 口腔扁平苔藓还有哪些类型？

本病例为糜烂型扁平苔藓：除白色珠光条纹损害外，白纹间及损害周围黏膜发生充血、糜烂、溃疡，患者伴有疼痛。若累及牙龈，可表现为类似剥脱性龈炎的损害（图2-5-6）。口腔扁平苔藓可根据损害有无充血、糜烂分为非糜烂型与糜烂型。非糜烂型扁平苔藓不伴有糜烂，主要表现为口腔黏膜珠光白色条纹或斑纹，多见于双颊、唇红、舌背及舌腹、牙龈等部位（图2-5-7）。

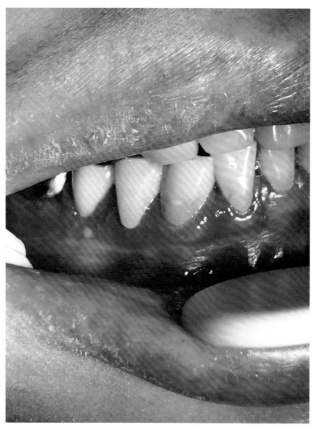

图 2-5-6 口腔扁平苔藓

下颌牙龈白纹伴充血、糜烂似剥脱性龈炎损害

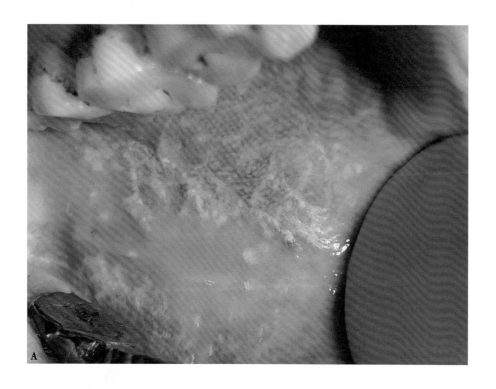

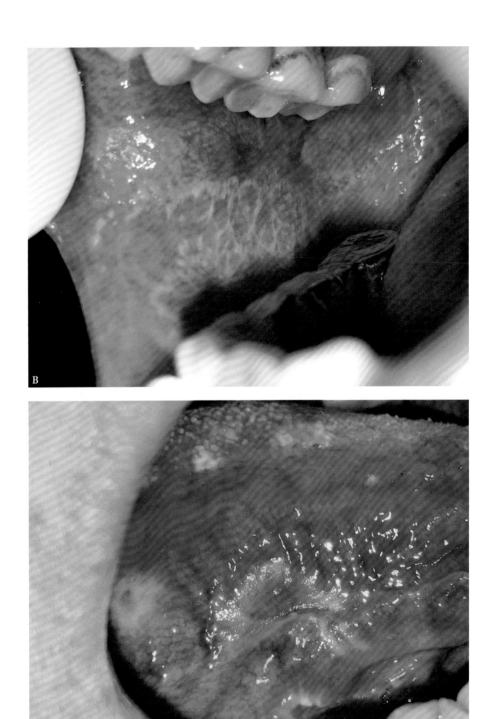

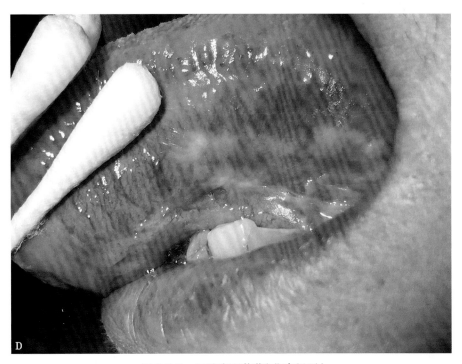

图 2-5-7 口腔扁平苔藓（非糜烂型）
A. 左颊白色斑纹 B. 右颊白色斑纹 C. 舌右侧缘白纹 D. 舌左侧缘白纹

4. 扁平苔藓除口腔外，还可累及哪些部位？

该疾病发生时，除了上述病例的口腔黏膜损害，还可单独发生或同时累及皮肤、指甲、生殖器等部位（图 2-5-8）。

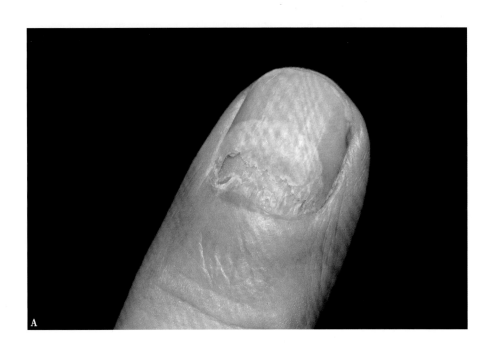

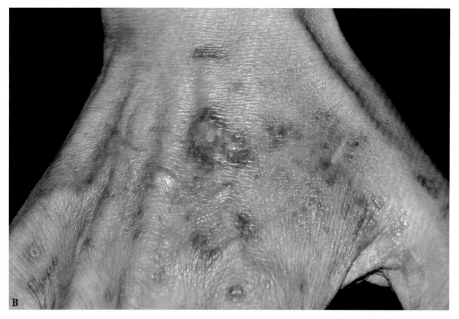

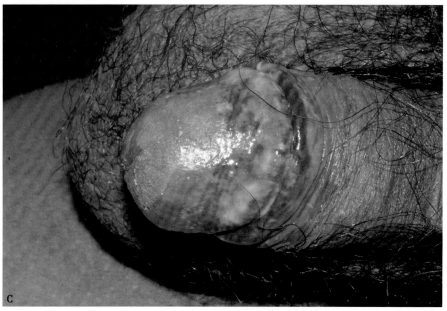

图 2-5-8 扁平苔藓的损害

A. 指甲甲体变薄、纵裂,部分缺损　B. 手背皮肤上多角形丘疹伴色素沉着,涂石蜡油后表面出现特征性 wickham 纹　C. 生殖器黏膜白纹伴充血糜烂

5. 该疾病应如何治疗?

　　治疗应遵循促进糜烂愈合、控制疼痛症状、降低癌变风险的原则。在疏导患者,解除其焦虑情绪的前提下,局部治疗可应用糖皮质激素制剂或其他消炎漱口液含漱,同时可预防性使用抗真菌药物。糜烂较重者可使用激素局部封闭治疗。全身治疗可选用糖皮质激素或其他免疫抑制剂或免疫增强剂,以及中医药治疗等。由于此病为癌前状态,必要时行活体组织病理学检查,定期随访。

第六节　药物过敏性口炎

【典型病例】
　　患者,女,64 岁。

主诉:口腔溃烂疼痛2日。

病史:2日前因头痛、流涕,自行服用"感冒药",后出现口腔起疱、溃烂、疼痛。自述2年前曾吃同种感冒药出现过类似的情况,口腔溃烂后自行愈合。否认系统性疾病史。

检查:舌腹及上颌牙槽嵴黏膜见大面积充血伴糜烂(图2-6-1),探针试验阴性。

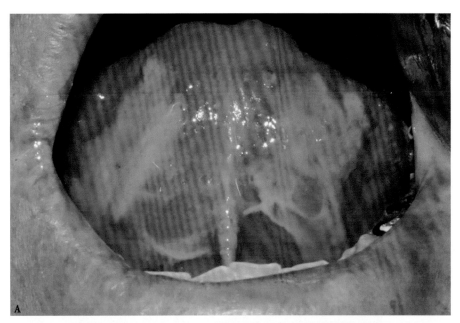

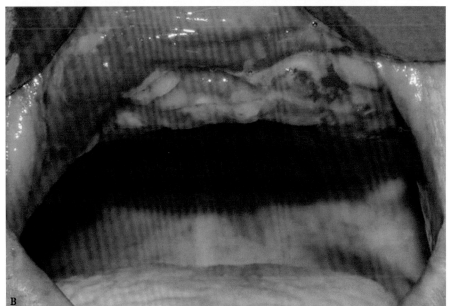

图2-6-1 药物过敏性口炎
A. 舌腹黏膜充血、糜烂 B. 上唇及上颌牙槽嵴黏膜充血、糜烂

诊断:药物过敏性口炎。

【病例解析】

1. 该病例的诊断依据是什么?

(1)起病急,有明确的用药史,既往有服用相同药物过敏史。

(2)服用可疑致敏药物后,舌腹部及上颌牙槽嵴黏膜起疱、充血、糜烂。

2. 该病例应与哪些疾病鉴别?

该患者有起疱史,损害区大面积糜烂伴充血,临床上应与有相似损害的疾病如多形红斑、接触性口炎、寻常型天疱疮鉴别。

(1)多形红斑:有服用或食用可疑致敏物质史,口腔大面积红斑、水疱、糜烂,皮肤出现特征性靶形红斑(图2-6-2)。

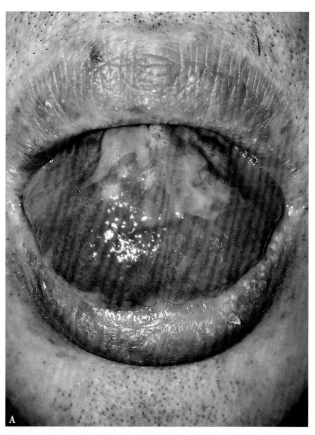

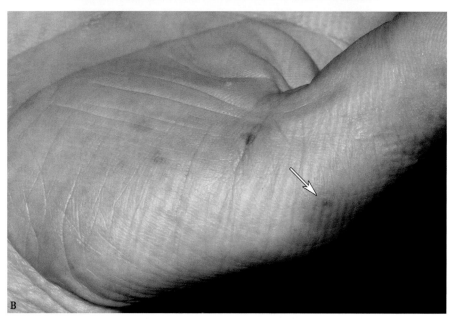

图2-6-2 多形红斑
A. 舌黏膜糜烂、假膜 B. 手部皮肤特征性靶形红斑

（2）接触性口炎：发生于接触致敏物质的部位，如唇、舌、口底、舌腹等，接触区黏膜红斑基础上起疱，疱破后形成糜烂，停止接触致敏物质可自愈，无周期性（图2-6-3）。

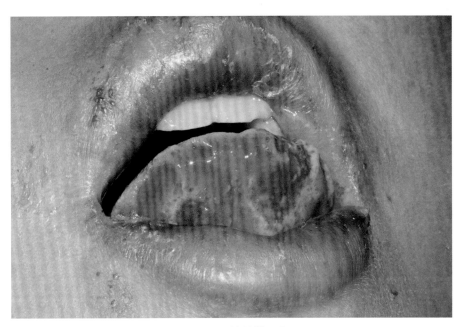

图 2-6-3　接触性口炎
接触芒果后，唇、舌接触区域黏膜起疱、糜烂

（3）寻常型天疱疮：为大疱性疾病，慢性临床过程，口腔内的损害初始为大疱，疱壁很薄，受摩擦后极易破溃形成糜烂面，可累及全口黏膜（图2-6-4）。尼氏征阳性、揭皮试验阳性、探针试验阳性。除口腔外，病变可累及皮肤，包括胸背部、面部、头部、腋窝、腹股沟、臀部等易受摩擦的部位，以及结膜、咽喉、食管、生殖器黏膜。

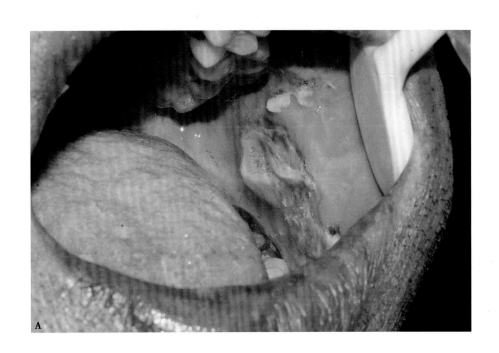

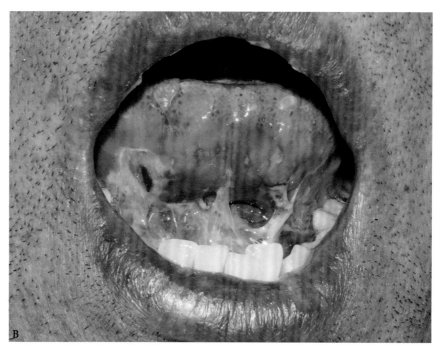

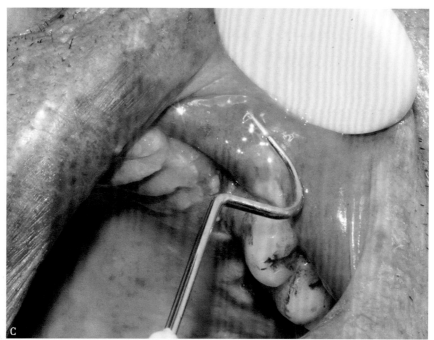

图 2-6-4 寻常型天疱疮
A. 颊部黏膜大疱糜烂 B. 伴舌腹部及口底黏膜大疱糜烂 C. 伴唇黏膜糜烂,探针试验阳性

3. 该疾病在其他部位有何表现?

该疾病发生时,除了上述病例累及的部位,还可发生在口腔黏膜的任何位置,同时也可累及皮肤、眼部、外阴等部位(图2-6-5)。

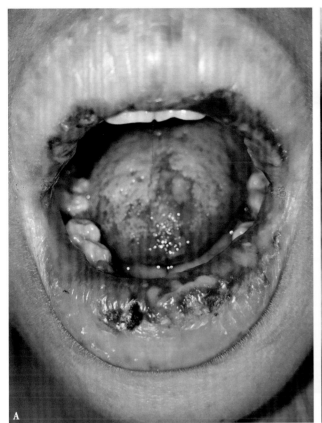

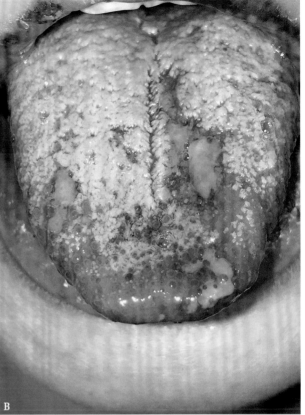

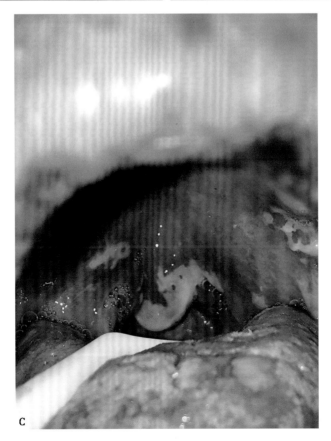

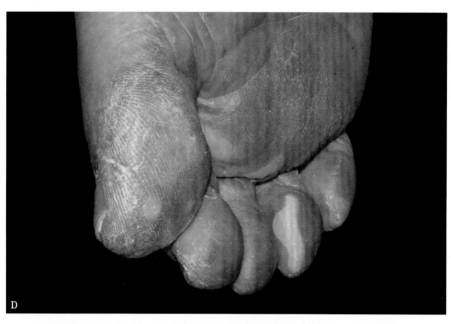

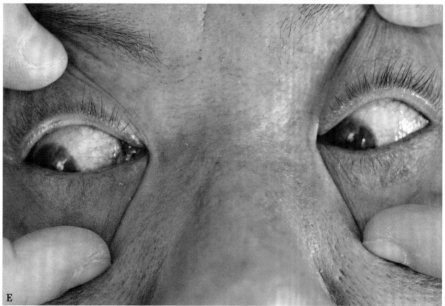

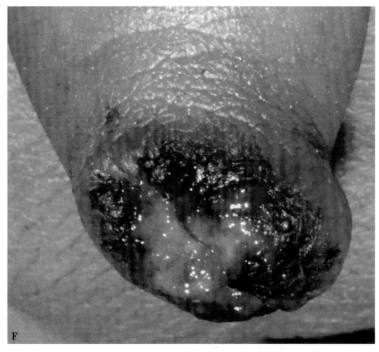

图 2-6-5　药物过敏性口炎

A～C. 唇、舌、软腭黏膜大面积起疱、糜烂

D. 皮肤起疱、糜烂　E. 眼结膜充血　F. 生殖器溃疡

4. 该疾病应如何治疗？

立即停用可疑致敏药物以及与其结构相似的药物。全身应用糖皮质激素和抗组胺药物。局部可使用糖皮质激素和消炎、止痛、防腐、促进愈合的药物。

第七节　接触性口炎

【典型病例】

患儿，女，13 岁。

主诉：服用中草药后口腔起疱溃烂 5 日。

病史：1 周前为治疗"甲减"服用"中草药"，服药的当时感觉口唇刺痛不适，肿胀发麻，5 日前口腔起疱、溃烂、疼痛不适，影响进食，仍未停止服药，现口腔溃烂加重。既往有甲状腺功能减退史，否认其他系统性疾病史。

检查：颊、舌背和舌腹黏膜大面积起疱、糜烂，糜烂面上覆盖淡黄色假膜（图 2-7-1）。

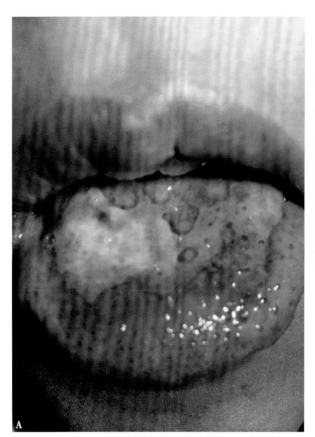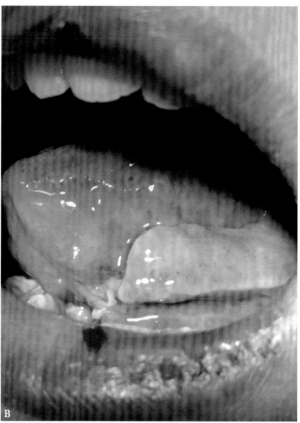

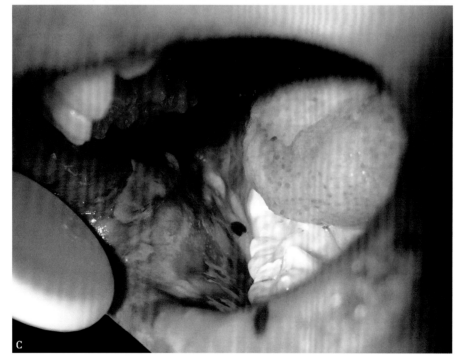

图 2-7-1　接触性口炎（接触中药所致）

A. 舌背黏膜糜烂，表面覆盖淡黄色假膜　B. 舌腹黏膜起疱、糜烂　C. 颊黏膜起疱、糜烂，表面覆盖淡黄色假膜

诊断: 接触性口炎。

【病例解析】

1. 该病例的诊断依据是什么?

（1）起病急。

（2）口腔黏膜有中草药接触史。

（3）接触中草药后口腔黏膜感觉刺痛、肿胀发麻，随后出现起疱、糜烂。

2. 口服中草药一定会引起接触性口炎吗?

中草药本身对口腔黏膜不具有刺激性，因该患者是超敏体质，中草药作为变应原作用于该患者口腔黏膜后，发生了变态反应。日常生活中某些食物、唇膏等都可以成为接触性致敏物质，如食用保健品、河蟹、人造肉、海鲜等引起接触性口炎（图2-7-2～图2-7-5）。另外，口腔常用金属材料如银汞合金或金属冠也可成为变应原引发接触性口炎，表现为在银汞合金或金属冠接触的颊部黏膜或牙龈上，出现发红或有白色网纹状病变，称为苔藓样反应（图2-7-6）。

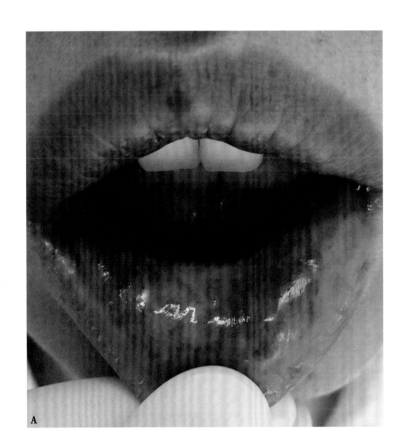

A

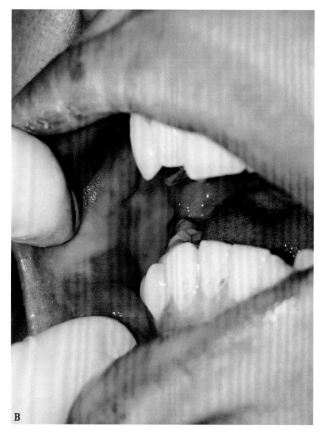

图2-7-2　接触性口炎（咀嚼保健品所致）
A. 唇红内侧黏膜红斑　B. 伴发右颊部黏膜红斑

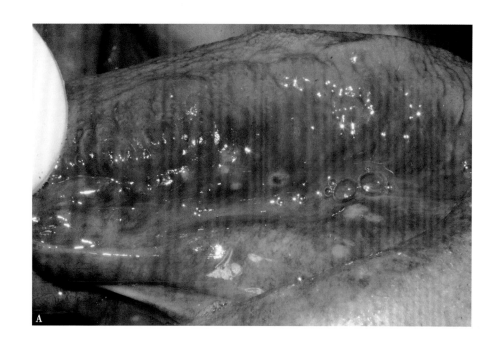

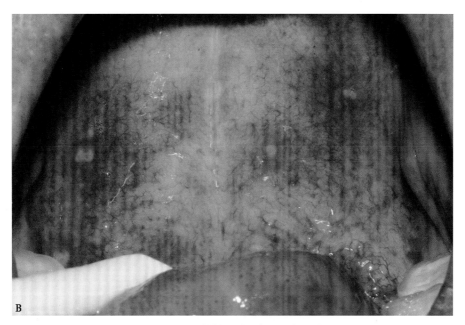

图 2-7-3　接触性口炎（食用河蟹所致）
A. 左舌腹起疱、糜烂　B. 腭部红斑伴水疱、糜烂

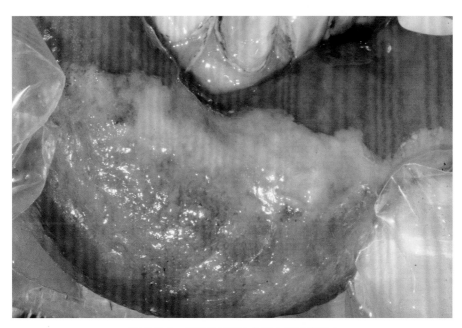

图 2-7-4　接触性口炎（食用人造肉所致）
下唇起疱、糜烂、假膜

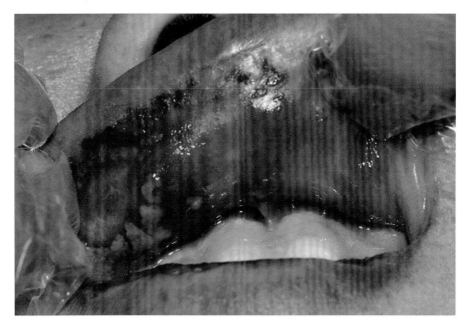

图 2-7-5 接触性口炎(进食海鲜所致)
上唇起疱、充血糜烂

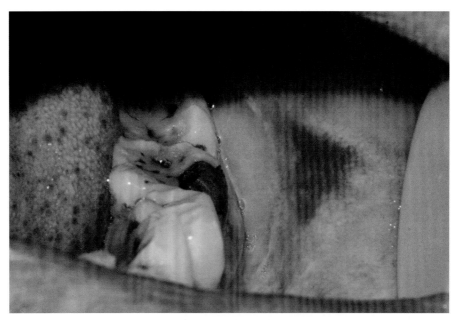

图 2-7-6 接触性口炎(银汞合金充填材料所致)
接触银汞充填材料区发生苔藓样反应,颊黏膜白纹伴充血

3. 该疾病应如何治疗?

立即停止服用致敏中草药,全身抗过敏药物治疗,如西替利嗪、氯雷他定等。局部应用糖皮质激素和消炎、止痛、防腐的药物,如地塞米松、复方氯己定含漱液和利多卡因。同时,可局部使用促进黏膜生长修复的表皮生长因子凝胶等药物。

第八节　口腔鳞状细胞癌

【典型病例】

患者,男,66 岁。

主诉: 舌部溃疡不愈合 2 个月。

病史: 2 个月前舌背发生溃疡,轻微疼痛,局部消炎治疗无效,溃疡逐步增大不愈合。否认系统性疾病史和药物过敏史。

检查: 舌背黏膜 2 处溃疡,直径分别为 1cm 及 1.5cm,增生明显,隆起呈"菜花状",扪诊基底部质硬,与周围组织界限不清(图 2-8-1),可扪及右侧下颌下肿大淋巴结,无活动性、无压痛。

病理学诊断: 舌鳞状细胞癌(高分化)。

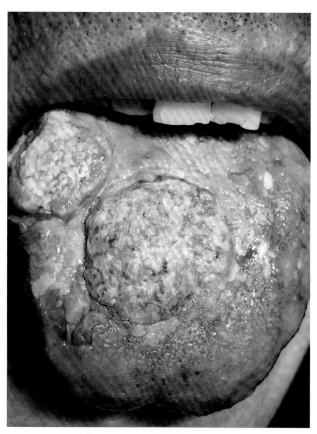

图 2-8-1　舌鳞状细胞癌
舌背 2 处"菜花状"增生性溃疡,基底硬

诊断: 舌鳞状细胞癌。

【病例解析】

1. 该病例的诊断依据是什么?

(1)舌背溃疡 2 个月不愈合。

(2)舌背溃疡增生明显,隆起呈菜花状,扪诊基底部质硬,边界不清,可扪及右侧下颌下淋巴结肿大、无活动性、无压痛。

(3)病理诊断: 舌鳞状细胞癌(高分化)。

2. 该病例应与哪些疾病鉴别?

该患者溃疡较大,经久不愈,应考虑与有溃疡损害特征的结核性溃疡、创伤性溃疡相鉴别。

（1）结核性溃疡（图 2-8-2）：见第二章第一节。

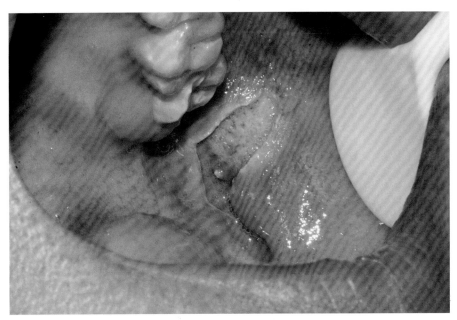

图 2-8-2　结核性溃疡
颊黏膜浅掘状溃疡伴基底粟粒状小颗粒

（2）创伤性溃疡（图 2-8-3）：见第二章第三节。

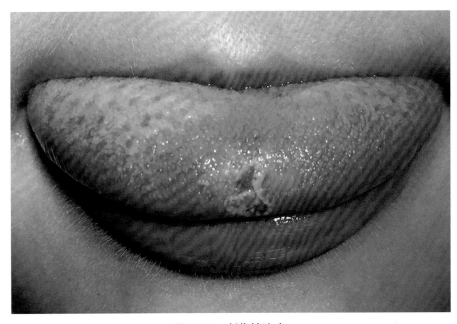

图 2-8-3　创伤性溃疡
反复咬舌导致舌尖溃疡

3. 该疾病应如何治疗？

建议转口腔颌面外科行手术治疗。

【综合述评】

口腔黏膜糜烂为黏膜上皮的浅层缺损,但未波及上皮全层,病损愈合后无瘢痕。溃疡是上皮的完整性发生了持续性缺损,表层坏死脱落使组织形成凹陷。若溃疡只破坏上皮层为浅溃疡,愈合后无瘢痕。若溃疡破坏黏膜下层为深溃疡,愈合后可有瘢痕。创伤因素、免疫因素、感染因素或者过敏等均可造成糜烂和溃疡。

本章介绍了以糜烂、溃疡为主要损害的 8 种疾病,包括复发性阿弗他溃疡、白塞病、创伤性溃疡、放射性口炎、糜烂型口腔扁平苔藓、药物过敏性口炎、接触性口炎及口腔鳞状细胞癌,但这并不能涵盖具有此类临床损害的全部疾病。其他口腔黏膜疾病也可出现糜烂、溃疡等损害,如大疱性疾病中的寻常型天疱疮、黏膜类天疱疮、副肿瘤性天疱疮等,感染性疾病中的口腔单纯疱疹、三叉神经带状疱疹、口腔结核等,变态反应性疾病中的多形红斑,斑纹类疾病中的盘状红斑狼疮等。这部分疾病根据其特征性的病损将其归入后续的章节中加以阐述。值得注意的是,多数情况下,口腔黏膜有糜烂、溃疡损害时,在口腔内黏膜多伴有假膜,而在唇红黏膜多伴有痂等损害。

发生糜烂、溃疡的疾病种类繁多,各种疾病的口腔表征非常相似,容易混淆,对于本章出现的 8 种疾病,其鉴别诊断如下(表 2-8-1)。

表 2-8-1 以溃疡或糜烂为主要损害的疾病的鉴别诊断

疾病	病因	诊断要点
复发性阿弗他溃疡(recurrent aphthous ulcer)	未明,与遗传、免疫、环境、感染、精神心理因素等相关	1. 周期性复发,有自限性 2. 溃疡有"红、黄、凹、痛"特点 3. 常发生于角化程度较低的口腔黏膜
白塞病(Behcet's disease)	未明,与遗传、感染、免疫、生活环境有关,在各种原因作用下出现免疫系统功能紊乱	1. 口、眼、生殖器反复发作溃疡 2. 皮肤结节红斑、痤疮样皮疹 3. 或伴有全身其他系统的症状
创伤性溃疡(traumatic ulceration)	局部创伤因素引起	1. 溃疡的形状、位置与局部创伤因素契合 2. 去除创伤因素后溃疡快速愈合
放射性口炎(radiation stomatitis)	放射线电离辐射损伤黏膜所致	1. 有放射线暴露史 2. 黏膜充血、糜烂、溃疡、萎缩
糜烂型口腔扁平苔藓(erosive oral lichen planus)	未明,与精神因素、免疫、感染等相关	1. 中年女性多见,病程长 2. 损害多左右对称,小丘疹组成的珠光白色斑纹损害,伴或不伴充血、糜烂
药物过敏性口炎(allergic medicamentosus stomatitis)	服用致敏药物所致	1. 用药史,急性发作 2. 口腔黏膜起疱,疱破溃形成糜烂面,边缘多比较整齐 3. 皮肤可伴有红斑、水疱及丘疹、糜烂等病变 4. 停用可疑致敏药物及服用抗过敏药物后,损害很快愈合
接触性口炎(allergic contact stomatitis)	接触致敏物质所致	1. 局部接触致敏物质史 2. 接触部位出现红斑、水疱、糜烂 3. 去除局部致敏物及服用抗过敏药物后损害明显好转并很快愈合
口腔鳞状细胞癌(oral squamous cell carcinoma)	多因素致细胞癌变	1. 溃疡经久不愈,呈菜花状 2. 基底部硬,浸润性生长 3. 病理表现为细胞癌变

【诊断流程图】

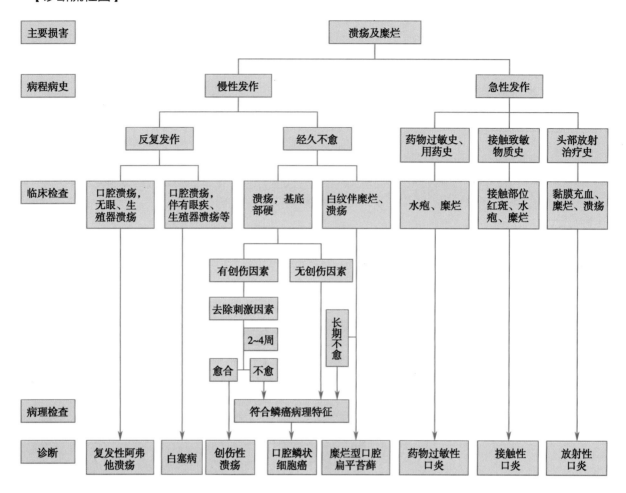

第三章 假膜和痂

第一节 急性假膜型念珠菌病

【典型病例】

患儿,男,6月龄。

主诉:舌头发白4日。

病史:4日前患儿舌背发白,不影响进食。平时母乳喂养。否认系统性疾病史及药物过敏史。

检查:舌背黏膜可见白色凝乳状假膜(图3-1-1),用力可拭去,其基底面充血,黏膜质地正常。

辅助检查:损害部位假膜涂片镜检可见念珠菌孢子及菌丝。

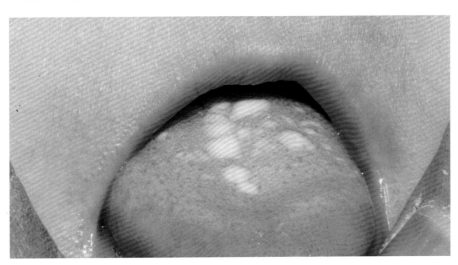

图3-1-1 急性假膜型念珠菌病
舌背黏膜白色凝乳状假膜,用力可拭去

诊断:急性假膜型念珠菌病。

【病例解析】

1. 该病例的诊断依据是什么?

(1)舌背可见白色凝乳状假膜,用力可拭去,其基底面充血。

(2)损害部位假膜涂片检查可见念珠菌孢子及菌丝。

2. 该病例应与哪些疾病鉴别?

该患儿起病急,表现为口内黏膜大面积白色假膜,此表现应与口腔扁平苔藓、球菌性口炎、药物过敏性口炎鉴别。

(1)口腔扁平苔藓:口腔黏膜损害为白色条纹或斑块,损害多对称性分布,不能拭去,糜烂型口腔扁平苔藓可伴有假膜,但同时伴有特征性白色斑纹损害(图3-1-2)。

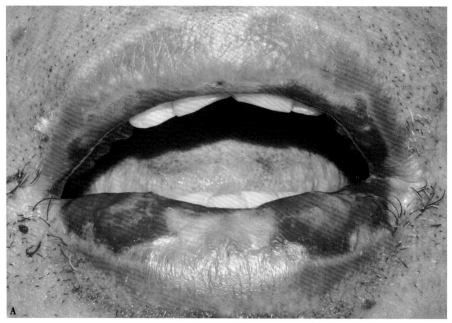

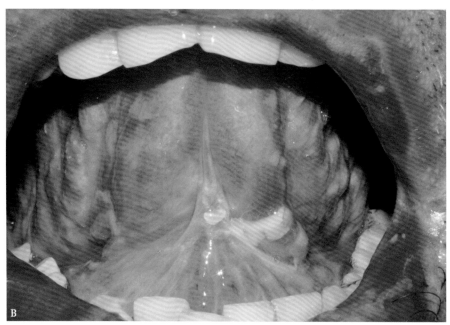

图 3-1-2 口腔扁平苔藓（糜烂型）

A. 唇部白色斑纹伴糜烂　B. 舌腹白纹伴充血糜烂、假膜

（2）球菌性口炎：为细菌感染性疾病，身体抵抗力低下或体弱人群易发，口腔黏膜溃疡、糜烂，局部充血肿胀明显，上覆灰黄色光滑致密假膜，有口臭，局部淋巴结肿大压痛，血常规检查白细胞数增高，涂片检查、细菌培养也可明确诊断（图 3-1-3）。

（3）药物过敏性口炎：变态反应性疾病，有明确的用药史，服用药物过敏，可引起口腔黏膜充血、起疱、糜烂，表面可伴有黄色假膜（图 3-1-4）。

3. 该患儿发病的诱因可能是什么？除了该病例的表现外，该病还可发生在哪些部位？

该病诱因可能为母乳喂养时母亲乳头未良好清洁，造成口腔念珠菌感染，加之患儿年幼，自身抵抗力较弱所致。除了该病例的表现外，该病还可以发生在口腔黏膜的任何部位，如上腭、唇（图 3-1-5，图 3-1-6）、颊部、口底、牙龈等部位。除了婴幼儿外，免疫力低下的成人亦可罹患此病。

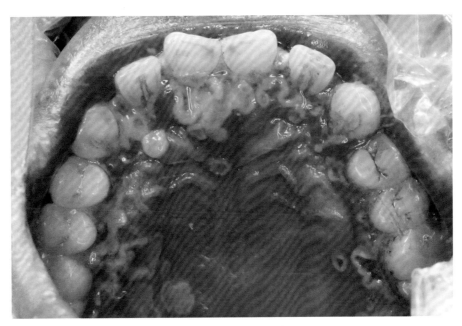

图 3-1-3　球菌性口炎

上腭黏膜糜烂面上覆盖灰黄色光滑致密假膜

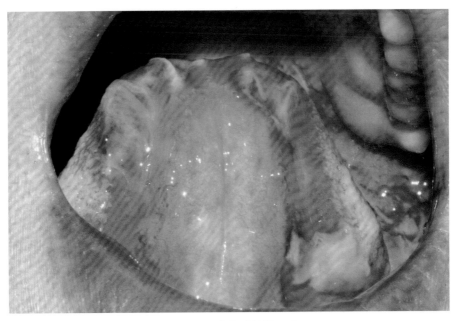

图 3-1-4　药物过敏性口炎

服用致敏药物后，舌腹大面积糜烂上覆假膜

4. 该病例可以治愈吗？如何有效管理？

　　该病临床可治愈。首先应去除发病诱因，增强患者机体抵抗力，可用抗真菌药物如碳酸氢钠溶液、制霉菌素等局部治疗，如有基础疾病应积极治疗，需要注意的是病损消失后，仍需维持治疗 10～14 日以防复发。预防此疾病要做到，每次哺乳前后婴幼儿的口腔和母亲乳头进行清洁擦拭，与患儿口腔接触的用具均须高温消毒后用 2%～4% 碳酸氢钠溶液清洗，并保持干燥。

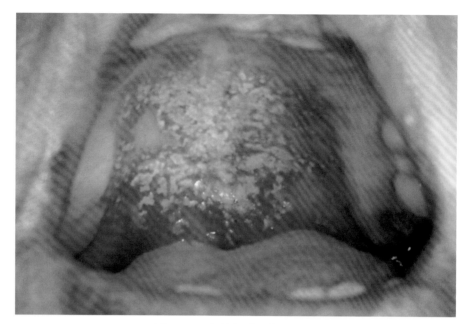

图 3-1-5 急性假膜型念珠菌病
上腭黏膜白色凝乳状假膜

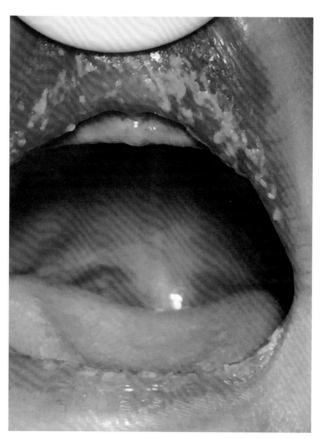

图 3-1-6 急性假膜型念珠菌病
婴幼儿人工喂养期间,唇黏膜白色凝乳状假膜

5. 除婴幼儿外,口腔念珠菌病还易发生在哪些人群?

口腔念珠菌病多因宿主抵抗力降低和真菌毒力增强而发生。因此,长期使用抗生素(图 3-1-7)、糖皮质激素者(图 3-1-8),艾滋病患者(图 3-1-9),全身慢性疾病患者(图 3-1-10),大面积烧伤患者,器官移植者及年老体弱者都是口腔念珠菌病的易感人群。

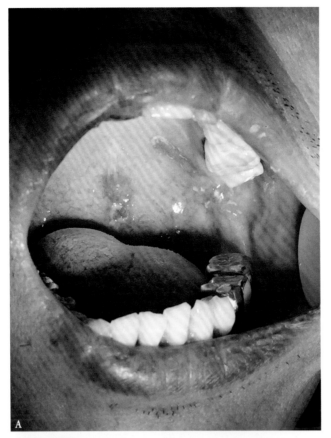

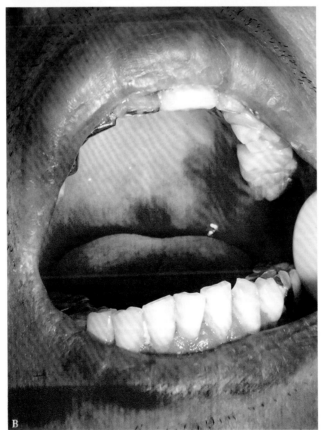

图 3-1-7 急性假膜型念珠菌病（长期使用抗生素所致）
A. 上腭白色凝乳状假膜伴充血 B. 假膜可拭去，遗留充血的基底面

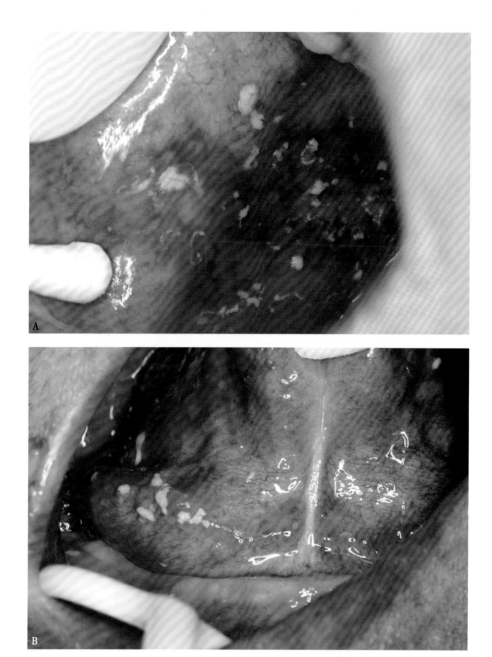

图 3-1-8　急性假膜型念珠菌病(长期使用激素所致)
A. 右颊黏膜白色凝乳状假膜伴色素沉着　B. 口底黏膜白色凝乳状假膜

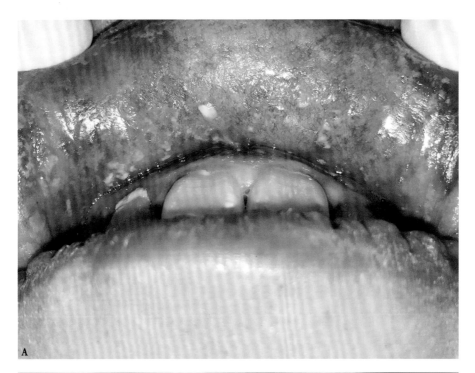

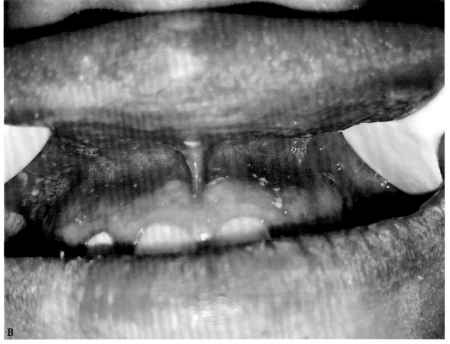

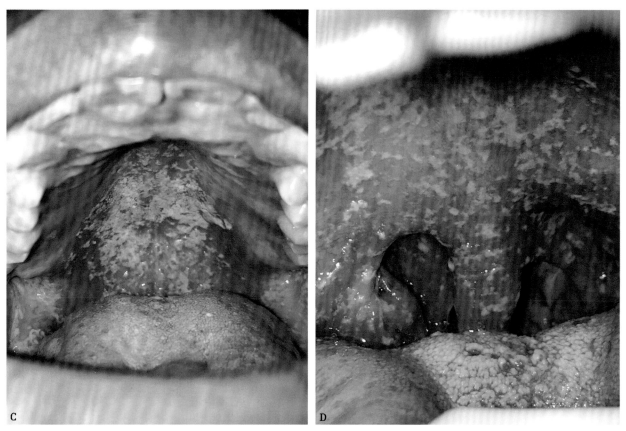

图3-1-9 急性假膜型念珠菌病(艾滋病伴发)

A.上唇内侧白色凝乳状假膜 B.牙龈白色凝乳状假膜
C.上腭大面积白色凝乳状假膜 D.软腭及悬雍垂大面积白色凝乳状假膜

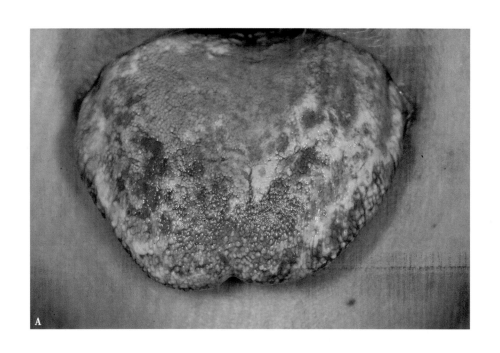

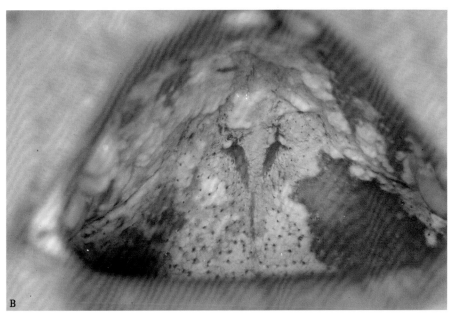

图 3-1-10 急性假膜型念珠菌病(糖尿病伴发)
A.舌背大面积白色凝乳状假膜 B.腭部大面积白色凝乳状假膜

第二节 球菌性口炎

【典型病例】

患者,女,24 岁。

主诉:口腔疼痛 2 日余。

病史:近期连续熬夜,缺乏睡眠,精神紧张压力大,2 日前突发口腔疼痛不适。否认系统性疾病史及药物过敏史。

检查:舌黏膜可见大片淡黄色致密假膜,可拭去,充血、糜烂(图 3-2-1),颌下淋巴结肿大,压痛(+)。

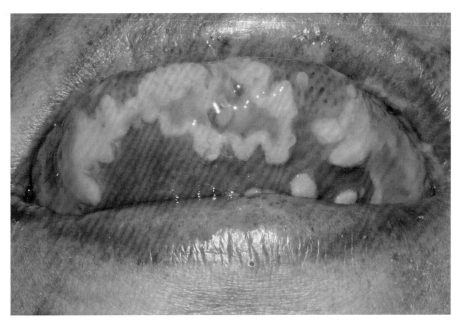

图 3-2-1 球菌性口炎
舌黏膜可见大片淡黄色致密假膜

辅助检查：血常规示白细胞 $12 \times 10^9/L$。涂片检查可见草绿色链球菌。

诊断：球菌性口炎。

【病例解析】

1. 该病例的诊断依据是什么？

（1）舌黏膜淡黄色致密假膜，可拭去，充血、糜烂，疼痛，颌下淋巴结肿大压痛。

（2）白细胞计数升高，$12 \times 10^9/L$。涂片检查可见草绿色链球菌。

2. 该病例确诊还需做哪些检查？

确诊该病，除了血液学检查、细菌涂片外，还可行细菌培养，可以查找到金黄色葡萄球菌、草绿色链球菌、溶血性链球菌、肺炎双球菌等病原体。

3. 该病例仅发生在舌黏膜吗？还可能发生在哪些部位？

该疾病可发生于口腔黏膜的任何部位，常见的如颊黏膜（图 3-2-2）、上腭黏膜（图 3-2-3）、牙龈黏膜等部位。临床多表现为灰黄色致密假膜，假膜周围黏膜充血肿胀，常有糜烂、溃疡，疼痛明显，口臭较明显。

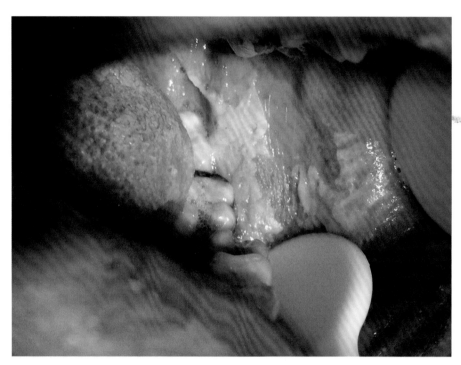

图 3-2-2　球菌性口炎（伴系统性疾病）

颊黏膜致密灰黄色假膜

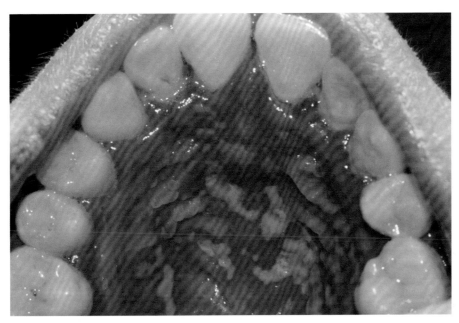

图 3-2-3 球菌性口炎
上腭黏膜致密灰黄色假膜

4. 该疾病应如何治疗?

球菌性口炎是一种急性细菌感染性疾病,在身体抵抗力差或疲劳、精神紧张、压力大时容易发病,可使用抗生素类药物治疗,可以做药敏试验,指导有效用药。同时应当注意保证充足的休息,缓解压力,增强身体抵抗力,一般情况下1~2周即可痊愈。

第三节 多形红斑

【典型病例】

患者,男,53岁。

主诉: 口腔起疱溃烂疼痛伴手背起疱7日。

病史: 7日前出现口腔起疱溃烂、疼痛,影响进食,同时伴手背起疱,发生口腔溃烂之前曾服用自家酿制的酒及食用海鲜,曾服用中药治疗,效果不佳。否认系统性疾病史和药物过敏史。

检查: 唇红黏膜大面积糜烂,上覆脓血痂,唇及舌黏膜大面积糜烂,手背皮肤靶形红斑(图3-3-1),尼氏征阴性。

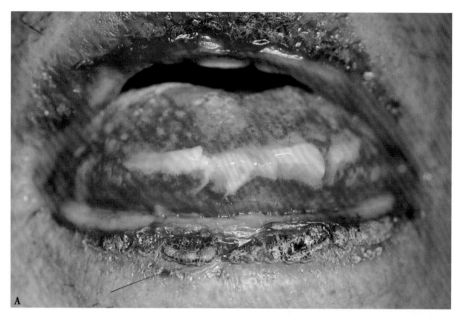

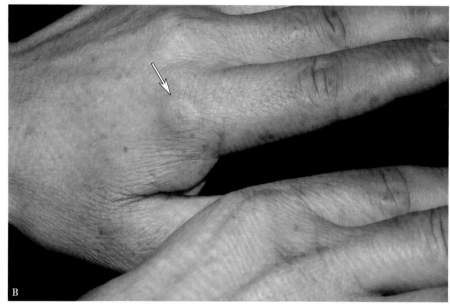

图 3-3-1　多形红斑

A. 唇、舌黏膜糜烂,唇红血痂,舌黏膜假膜　B. 手背皮肤靶形红斑

诊断: 多形红斑。

【病例解析】

1. 该病例的诊断依据是什么?

(1)病程较短,起病急。

(2)食用自家酿酒及海鲜后出现唇及舌黏膜大面积糜烂,唇红上覆血痂,舌黏膜糜烂面假膜。

(3)手背皮肤特征性靶形红斑。

2. 该病例所患疾病应与哪些疾病鉴别?

该患者唇部起疱、糜烂、出血,形成血痂,需与复发性唇疱疹和三叉神经带状疱疹鉴别。

（1）复发性唇疱疹：由单纯疱疹病毒感染引起，唇及口周皮肤出现成簇的小水疱，疱破后形成糜烂面，表面形成痂壳（图3-3-2），一般症状较轻，损害局限于口腔黏膜及口周皮肤，有自限性，复发性。

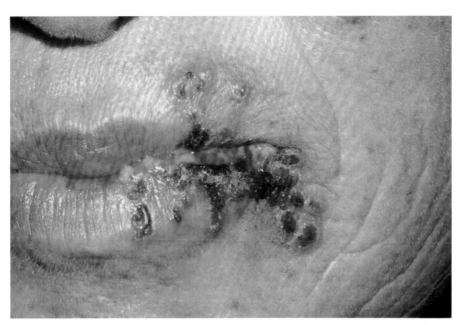

图3-3-2 复发性唇疱疹
唇黏膜及唇周皮肤疱疹，破后形成糜烂面

（2）三叉神经带状疱疹：起病急，疼痛剧烈，损害分布沿三叉神经走向的黏膜皮肤，出现丛集成簇的水疱，疱破后形成糜烂面（图3-3-3），一般单侧分布，不越过中线，中线另一侧皮肤和黏膜无病变。

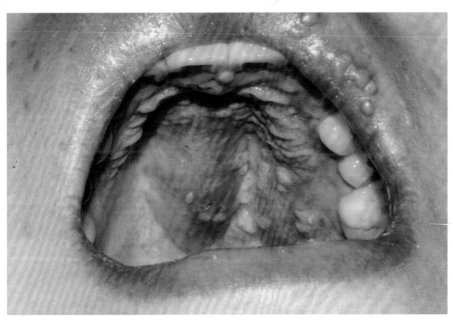

图3-3-3 三叉神经带状疱疹
上唇及上腭左侧黏膜起疱、糜烂，覆假膜，损害呈单侧分布，不越中线

3. 该疾病的分型和临床表现是什么?

多形红斑根据损害涉及的部位和范围可分为轻型和重型。轻型患者病损仅累及局部黏膜或皮肤,口腔损害多发于唇、颊、舌、腭等部位,呈糜烂伴假膜或痂,皮肤上可见典型的靶形红斑(图3-3-4);重型患者(图3-3-5)持续高热、肌肉痛、关节痛,全身无力,病损可同时累及多腔道(如口腔、眼睛、外耳道、阴道、尿道及直肠等部位)的黏膜,并影响相应器官的功能,如累及眼睛,可影响视力。

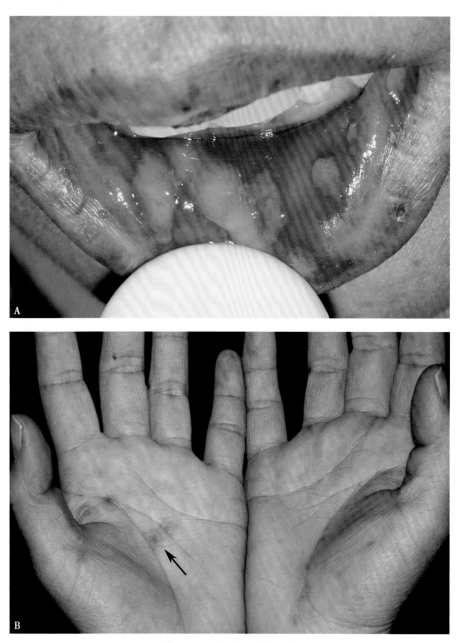

图 3-3-4　多形红斑(轻型)
A. 下唇黏膜糜烂、假膜　B. 手掌皮肤特征性靶形红斑(箭头示)

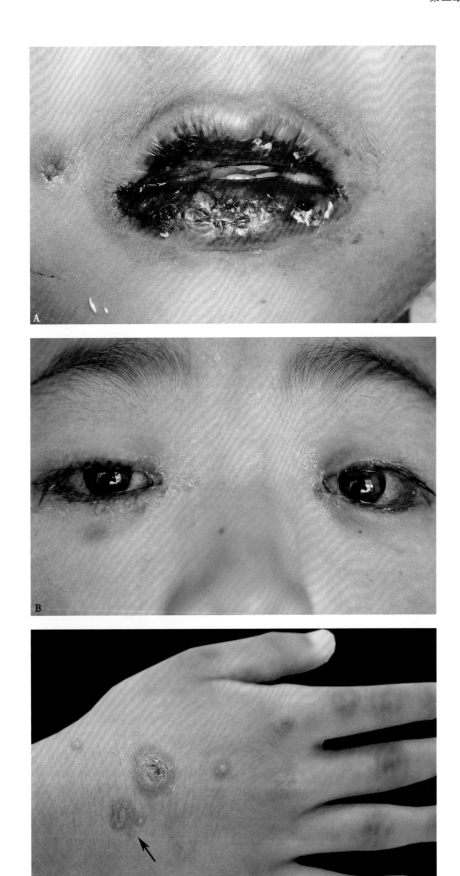

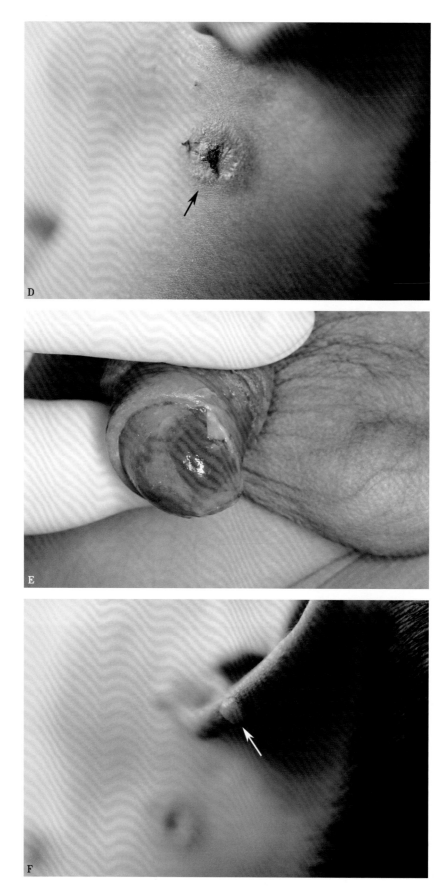

图 3-3-5 多形红斑（重型）
A. 唇部糜烂、血痂　B. 眼部皮肤溃疡伴结膜充血　C. 手背皮肤特征性靶形红斑（箭头示）
D. 颈部皮肤特征性靶形红斑（箭头示）　E. 生殖器皮肤及黏膜糜烂、假膜　F. 耳部皮肤红斑基础上水疱（箭头示）

4. 该疾病应如何治疗？

（1）积极查找变应原，避免再次接触。

（2）全身治疗：给予糖皮质激素、抗组胺药、钙剂等抗过敏药物治疗，同时支持治疗，给予高蛋白和高营养的饮食，补充维生素。

（3）局部治疗：保持口腔清洁，可局部使用消炎止痛、促进愈合、防止继发感染的药物。

第四节　盘状红斑狼疮

【典型病例】

患者，男，48岁。

主诉： 下唇溃烂疼痛3年。

病史： 3年来自觉下唇反复溃烂疼痛，遇日照风吹时加重，曾在当地医院用"抗生素"治疗，效果不佳。否认系统性疾病史和药物过敏史。

检查： 下唇唇红黏膜糜烂，呈盘状，上覆血痂，黏膜侧围绕放射状细短白纹，与唇周皮肤界限不清，基底柔软（图3-4-1）。

辅助检查： 病理学检查显示上皮不全角化，可见角质栓塞，棘层变薄，基底层液化变性，固有层血管内玻璃样血栓形成。

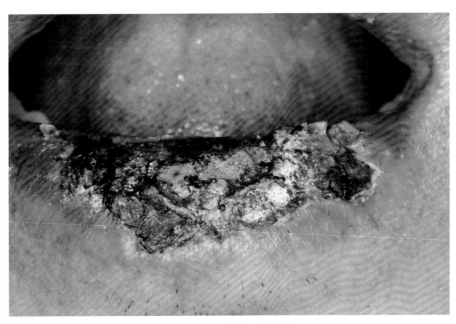

图3-4-1　盘状红斑狼疮
下唇红黏膜糜烂呈盘状伴血痂，与唇周皮肤界限不清

诊断： 盘状红斑狼疮。

【病例解析】

1. 该病例的诊断依据是什么？

（1）下唇反复溃烂疼痛，遇日照风吹时加重。

（2）损害呈盘状，糜烂，上覆血痂，黏膜侧围绕放射状细短白纹，与唇周皮肤界限不清，基底柔软。

（3）病理显示：上皮不全角化，角质栓塞，棘层变薄，基底层液化变性，固有层血管内玻璃样血栓形成。

2. 该病例应与哪些疾病鉴别？

该患者唇部黏膜糜烂出血，形成血痂，需和多形红斑、口腔扁平苔藓、慢性糜烂性唇炎、慢性脱屑性唇炎鉴别。

（1）多形红斑：病程短，症状重，范围广，表现为红斑、水疱、糜烂、渗出、血痂等多种形态的损害，但口腔黏膜无白纹损害，皮肤上可见特征性靶形红斑（图3-3-1）。

（2）口腔扁平苔藓：唇部口腔扁平苔藓可表现为散在白纹或（和）充血糜烂，有时形成血痂，损害无盘状特点，且和皮肤界限清楚，不侵犯唇周皮肤，除唇部损害外，通常在颊黏膜上能发现白色网纹或（和）充血、糜烂（图3-4-2）。病理学检查可发现上皮过度角化，基底细胞液化变性，基底膜下方炎症细胞带状浸润的特征性表现。

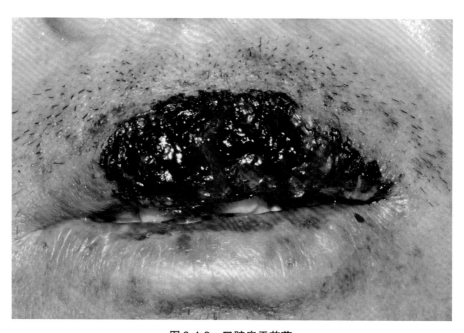

图3-4-2　口腔扁平苔藓
上唇红黏膜糜烂、血痂伴下唇红黏膜白纹、充血

（3）慢性糜烂性唇炎：患者有不自觉咬唇和舔舌习惯，上下唇反复糜烂，局部渗出明显，可结痂或继发感染，亦可伴损害区周围组织肿胀发痒（图3-4-3），无细短白纹。

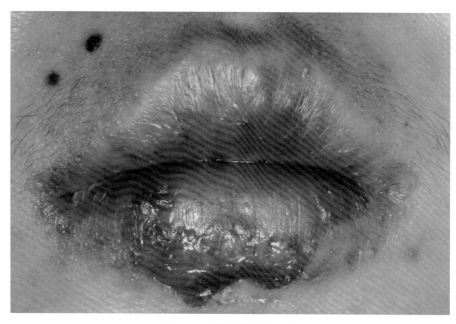

图3-4-3　慢性糜烂性唇炎
下唇糜烂伴脓痂

（4）慢性脱屑性唇炎：可累及上下唇，唇红黏膜干燥并脱屑，可见黄色或白色鳞屑，鳞屑可无痛撕脱，病损周围无白短纹；病情反复，秋冬季易复发（图3-4-4）。

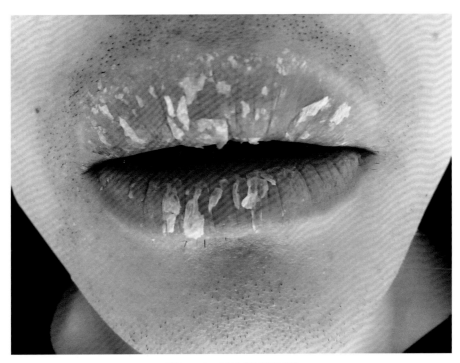

图 3-4-4　慢性脱屑性唇炎
唇红部干痂形成伴皲裂纹

3. 该疾病除了口腔黏膜外，皮肤还可能出现哪些表现？

皮肤损害好发于鼻部和双侧颧部，可呈蝴蝶样而称为蝶形红斑（图3-4-5）。耳郭皮肤可出现红斑似冻疮样病变。皮肤还可出现毛细血管扩张和灰褐色附着性鳞屑，取下鳞屑可见典型的角质栓。

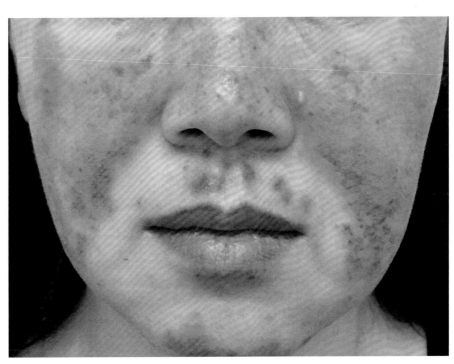

图 3-4-5　盘状红斑狼疮
鼻部和双侧颧部皮肤红斑状损害，呈蝴蝶形

4. 该疾病应如何治疗?

避免日光直射,外出时防晒,清淡饮食。局部可用消毒含漱液或糖皮质激素及其他免疫抑制剂、止痛药物等治疗,全身治疗可使用羟氯喹、免疫抑制剂及细胞毒类药物或中药治疗。

【综合述评】

假膜和痂通常在糜烂或溃疡的表面。假膜(pseudomembrane)是由炎性渗出的纤维素、坏死脱落的上皮细胞和炎性细胞聚集一起形成的黄色或者黄白色膜,非组织本身,可拭去。在口腔内,坏死脱落上皮细胞和炎性渗出物因长期处于湿润环境,多形成假膜。假膜表面脓液、血液、浆液及上皮残渣等物质变干凝结可形成痂(crust)。痂在口腔外形成,由坏色脱落上皮细胞和渗出物可长期与外界接触,环境相对干燥情况下,可干涸成痂,常呈白色或者黄色,如局部伴有出血可形成黑褐色或红褐色血痂,或伴有化脓菌感染亦可形成黄色脓痂。本章介绍了以假膜、痂为主要损害的4种疾病,包括急性假膜型念珠菌病、球菌性口炎、多形红斑、盘状红斑狼疮。值得注意的是,以上4种疾病并不能涵盖具有假膜和痂损害的所有疾病,仍有一些口腔黏膜疾病也会伴有假膜或痂的病损,如手-足-口病、创伤性溃疡、坏死性龈口炎、单纯疱疹、三叉神经带状疱疹、口腔结核病等。此类疾病以其他病损为主要表现,根据其特征性的病损,将其归入到其他章节加以阐述,或在鉴别诊断里予以补充。临床上发生假膜和痂的各种疾病口腔表征相似,容易混淆,对于本章出现的4种疾病的鉴别诊断总结如下(表3-4-1)。

表3-4-1 以假膜或痂为主要损害的疾病的鉴别诊断

疾病	病因	诊断要点
急性假膜型念珠菌病(pesudomembranous candidosis)	念珠菌感染	1. 急性炎症 2. 好发低龄、年老体弱、有全身系统性疾病或长期应用免疫抑制人群 3. 白色凝乳状假膜,用力可拭去,基底面充血
球菌性口炎(coccigenic stomatitis)	金黄色葡萄球菌、草绿色链球菌、溶血性链球菌、肺炎双球菌等细菌感染	1. 急性炎症,机体抵抗力弱时发病 2. 灰黄色致密假膜,拭去可见糜烂面,区域淋巴结肿大 3. 白细胞计数升高,涂片或细菌培养可见各种球菌
多形红斑(erythema multiforme)	超敏体质,接触致敏物质	1. 急性病程,致敏因素存在 2. 损害范围广,形态多样,可表现为口腔黏膜及皮肤红斑、水疱、糜烂、渗出等 3. 皮肤特征性靶形红斑
盘状红斑狼疮(discoid lupus erythematosus,DLE)	病因未明,可能为自身免疫性疾病,与遗传因素、病毒感染、创伤、紫外线照射、药物等因素有关	1. 病损好发于下唇唇红、颊部等 2. 黏膜圆形或椭圆形盘状红斑或糜烂面,中央略凹,病损四周有放射状细短白纹,唇部病损常超出唇红缘而累及皮肤,黏膜、皮肤界限不清,皮肤侧可伴色素沉着 3. 皮损好发于头面部,表现为盘状红斑、鳞屑、毛细血管扩张、毛囊角质栓、中央色素减退,周边色素沉着等

【诊断流程图】

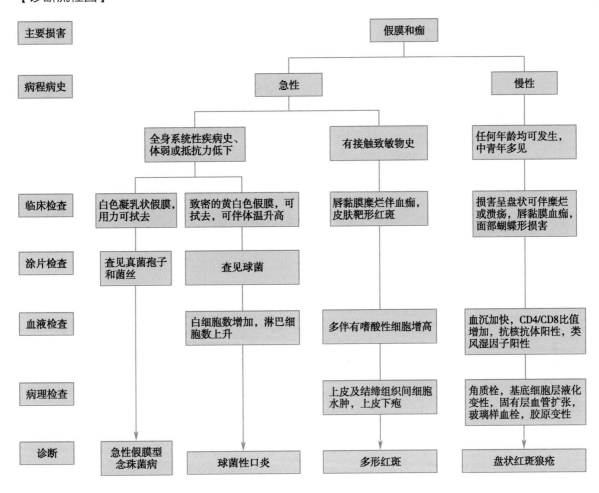

第四章 疱和大疱

第一节 寻常型天疱疮

【典型病例】

患者，女，70岁。

主诉：口腔和皮肤反复起大疱伴溃烂半年。

病史：半年前开始口腔反复起疱，疱不抗摩擦，很容易破，吃硬的食物可引发口腔内起疱，亦可加速疱破溃，疼痛明显，影响进食。5个月前口腔起疱伴有胸背部皮肤起疱，易破溃，曾到皮肤科就诊，使用"曲咪新乳膏"涂抹皮肤，稍好转，但不能根治。否认系统性疾病史及药物过敏史。

检查：口腔黏膜大面积起疱，呈剥脱糜烂状，波及舌、双颊、腭黏膜，尼氏征阳性，探针试验阳性。背部皮肤水疱、糜烂，尼氏征及探针试验阳性（图 4-1-1）。

辅助检查：病理学检查显示复层鳞状上皮乳头状增生，可见棘层松解伴裂隙及上皮内疱样结构形成，符合天疱疮的病理特征。

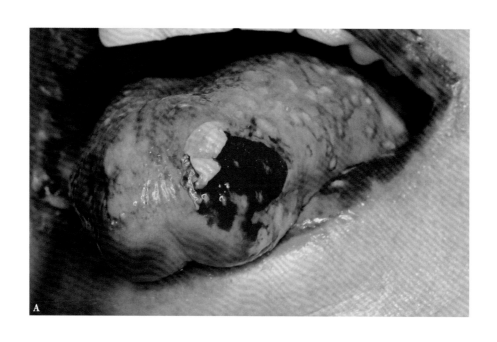

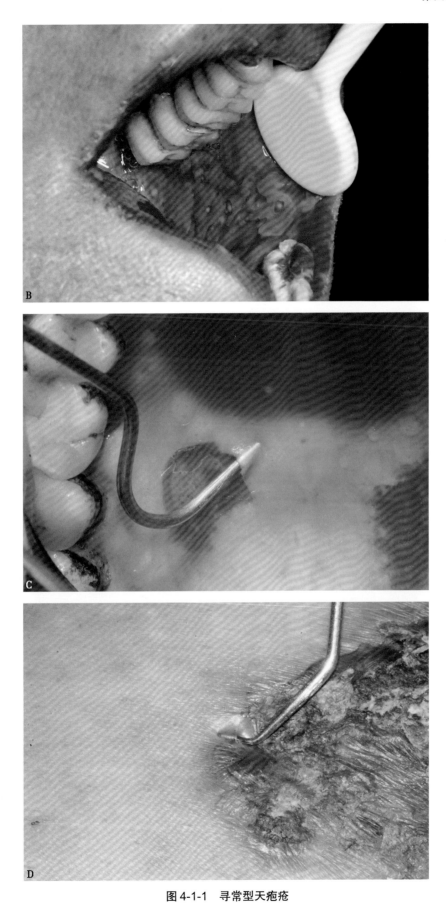

图4-1-1　寻常型天疱疮
A.舌缘黏膜大疱、糜烂,尼氏征阳性　B.左颊黏膜大疱、糜烂
C.腭黏膜大疱糜烂,探针试验阳性　D.背部皮肤松弛型大疱,边缘探针试验阳性

诊断: 寻常型天疱疮。

【病例解析】

1. 该病例的诊断依据是什么?

(1)口腔及皮肤反复起大疱、溃烂半年。

(2)临床检查尼氏征阳性、探针试验阳性。

(3)病理学检查显示棘层松解,上皮内疱形成。

2. 该病例应与哪些疾病鉴别?

该患者以口腔内黏膜大疱为主要临床表现,应与具有相似病损的黏膜类天疱疮、副肿瘤性天疱疮、多形红斑以及疱型口腔扁平苔藓等疾病鉴别。

(1)黏膜类天疱疮:疱壁较厚,尼氏征阴性、揭皮试验阴性、探针试验阴性。病理学表现为上皮下疱、无棘层松解(图4-1-2)。

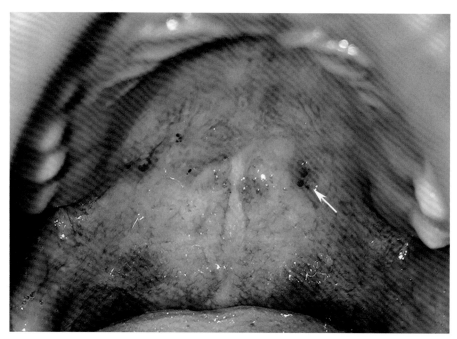

图 4-1-2 黏膜类天疱疮

腭黏膜多处粟粒状小水疱,直径2~4mm,伴糜烂(箭头示)

(2)副肿瘤性天疱疮:口腔黏膜任何部位都可发病,其损害与寻常型天疱疮类似,大面积糜烂溃疡,尼氏征阳性,揭皮试验阳性等(图4-1-3)。糖皮质激素治疗效果不佳,通过进一步检查常可发现身体内的隐匿性肿瘤,如Castleman瘤、非霍奇金淋巴瘤、慢性淋巴细胞白血病、嗜铬细胞瘤等。除口腔黏膜外,消化道和呼吸道黏膜均可累及。

(3)多形红斑:急性病程,多为变态反应性疾病,接触或食用致敏物后,口腔黏膜广泛性起疱、充血、水肿、糜烂,表面假膜,易出血,疼痛剧烈,无典型的大疱损害,尼氏征阴性,揭皮试验阴性、探针试验阴性。皮肤可出现红斑、丘疹,其特征性靶形红斑具有诊断意义(图3-3-1,图2-5-5)。

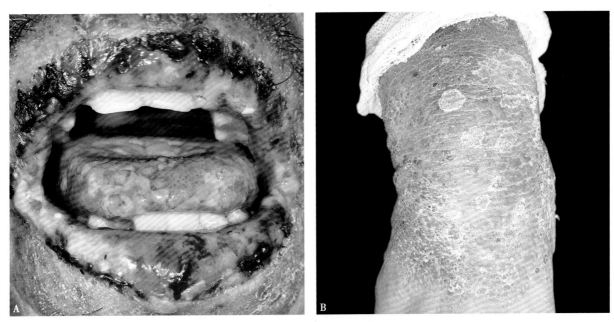

图 4-1-3 副肿瘤性天疱疮（嗜铬细胞瘤并发）
A. 口腔黏膜大疱、糜烂 B. 皮肤起大疱

（4）疱型扁平苔藓：口腔内存在珠光白色斑纹，在此基础上出现小疱或糜烂，但揭皮试验阴性、探针试验阴性、尼氏征阴性。病理学表现为基底细胞液化变性，上皮下疱，无棘层松解（图 4-1-4）。

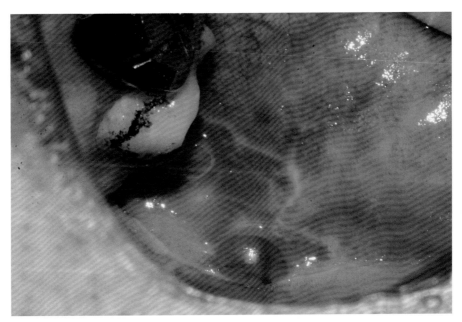

图 4-1-4 疱型口腔扁平苔藓
颊黏膜在珠光白纹的基础上出现水疱

3. 除了本病例的病损外,寻常型天疱疮还可有哪些表现?

寻常型天疱疮几乎都在早期出现口腔病损,典型的病损表现为薄壁水疱,疱破溃后残留疱壁,并向四周退缩,尼氏征阳性、揭皮试验阳性、探针试验阳性。除本病例口腔损害部位外,寻常型天疱疮还可能发生在唇黏膜、口底黏膜等处,亦可表现为牙龈上的剥脱性龈炎样损害(图4-1-5～图4-1-7)。

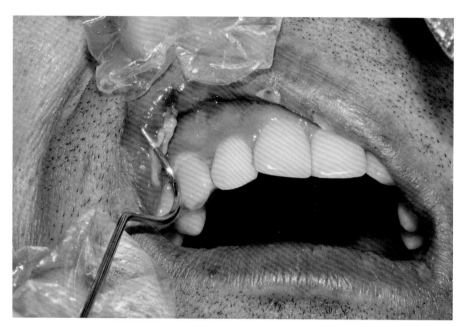

图 4-1-5　寻常型天疱疮
上唇黏膜大疱边缘探针试验阳性

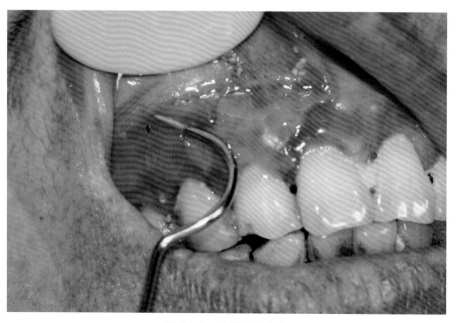

图 4-1-6　寻常型天疱疮
唇颊侧牙龈黏膜大疱破后糜烂,呈剥脱样损害,探针试验阳性

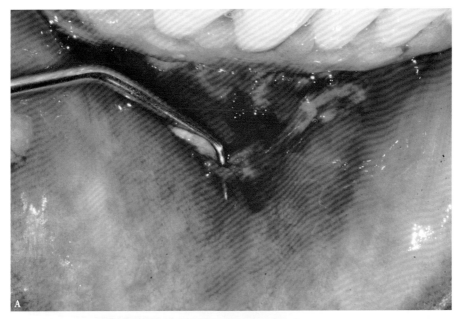

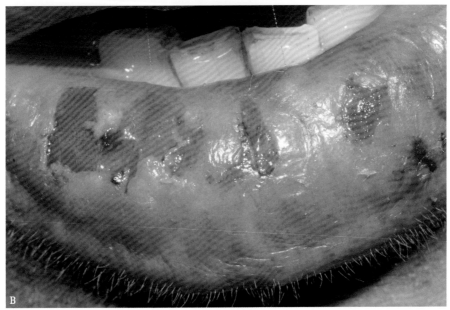

图 4-1-7　寻常型天疱疮
A. 下唇内侧黏膜大疱破后边缘探针试验阳性　B. 下唇红黏膜剥脱样损害

4. 除本病例的寻常型外，天疱疮还有哪些类型？各型的临床表现有何特点？

除寻常型外，天疱疮的其他类型有增殖型天疱疮、红斑型天疱疮和落叶型天疱疮。寻常型天疱疮是四型中病情最重的一型，以口腔黏膜的大疱及糜烂为主要病损特点，其他类型的表现如下：

（1）增殖型天疱疮：常见于腋下、腹股沟等易受摩擦处的皮肤，损害特点为红斑、大疱，疱破后底部有肉芽组织增殖呈乳头状并伴有角化（图 4-1-8）。

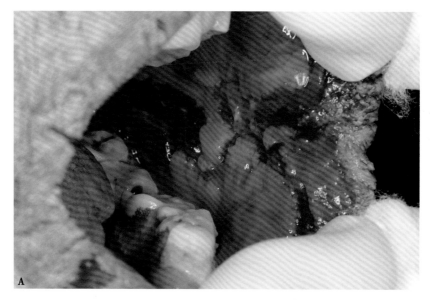

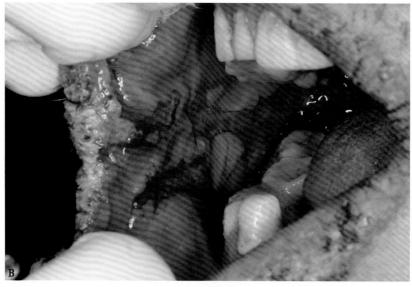

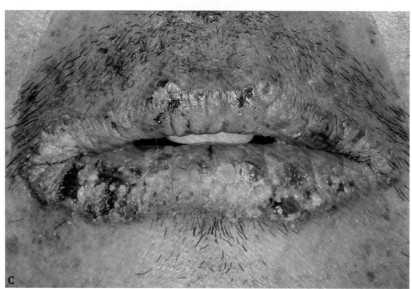

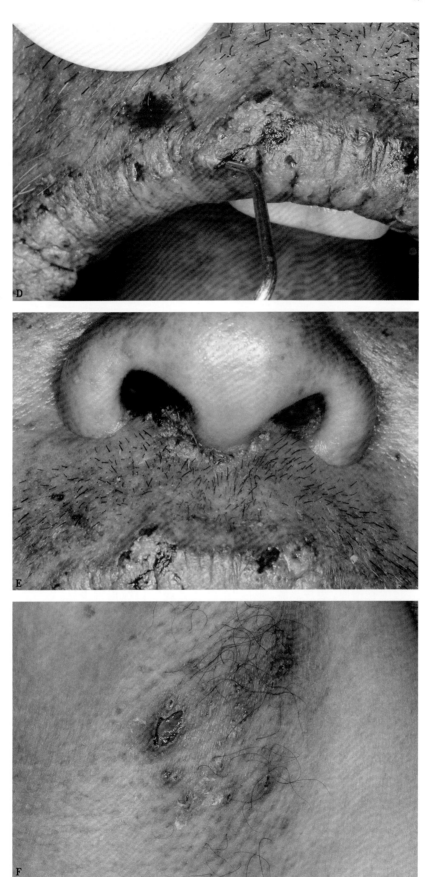

图 4-1-8 增殖型天疱疮
A. 左颊黏膜大疱伴糜烂 B. 右颊黏膜大疱伴糜烂 C. 唇黏膜糜烂
D. 唇黏膜糜烂处探针试验阳性 E. 鼻前庭黏膜起疱、糜烂 F. 腋窝大疱,糜烂

（2）红斑型天疱疮：损害主要发生于头皮、面及胸背上部，下肢和口腔黏膜很少累及，面部皮损分布多为蝶形红斑，酷似盘状红斑狼疮，头部、胸背部多覆有脂溢性结痂，与脂溢性皮炎相似（图4-1-9）。

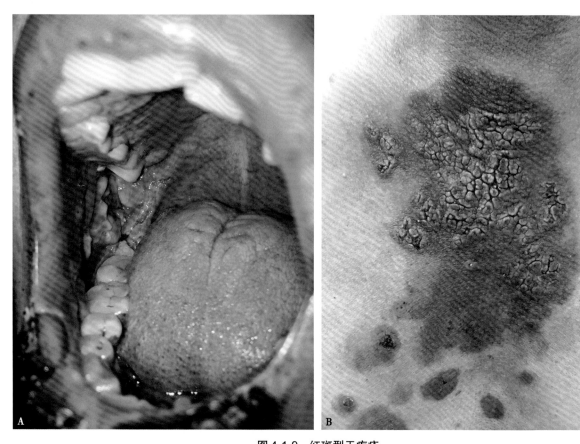

图4-1-9 红斑型天疱疮
A. 口腔黏膜起疱、糜烂 B. 胸部皮肤在大片红斑基础上起疱伴糜烂，结痂

（3）落叶型天疱疮：损害特点为皮肤上的红斑及在红斑基础上的松弛性水疱，水疱破溃后形成广泛的剥脱性皮炎，新的表皮生长增厚，表皮剥脱，形成"落叶状外观"，口腔损害少见。

5. 该疾病应如何治疗？

该患者所患的寻常型天疱疮，糖皮质激素是首选治疗药物。激素用药分为起始、控制、巩固、维持四个阶段，原则是起始阶段量大从速，快速控制病情后，巩固疗效，激素减量、维持阶段渐进忌躁。为减小糖皮质激素的用量，可联合应用其他免疫抑制剂，如硫唑嘌呤、环磷酰胺等。局部可用消炎、防腐、止痛及促进愈合的药物，如糖皮质激素类软膏、复方氯己定溶液、表皮生长因子凝胶等。需要注意的是，长期使用激素或其他免疫抑制剂的患者，在用药前及使用过程中需要密切观察，监控病情变化，预防和减轻可能出现的并发症，如库欣综合征、糖尿病、高血压、真菌感染、消化道溃疡或出血、骨质疏松、股骨头坏死、中枢神经系统毒性、骨髓抑制、肝毒性、肾毒性、电解质紊乱等。

第二节 黏膜类天疱疮

【典型病例】

患者，女，40岁。

主诉：牙龈反复起疱、溃烂3个月。

病史：3个月前牙龈开始反复起疱，疱有时可在口腔存留几天，破溃后伴有疼痛不适。曾服用激素治疗，稍好转，但停药后又起疱。

检查: 12、13 唇侧牙龈可见水疱,黏膜充血,22、23 唇侧牙龈黏膜充血糜烂,尼氏征阴性(图 4-2-1)。

辅助检查: 病理学检查显示上皮下疱,直接免疫荧光检查显示 IgG 在基底膜区沉积。

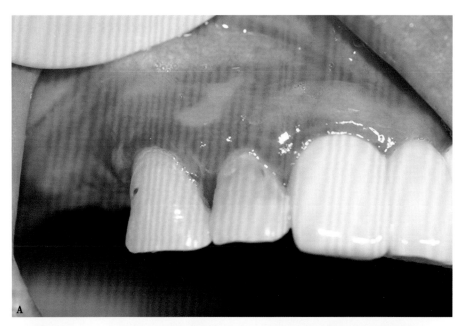

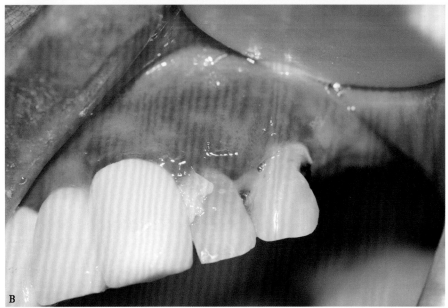

图 4-2-1 黏膜类天疱疮

A. 12、13 唇侧牙龈水疱、充血 B. 22、23 唇侧牙龈充血糜烂

诊断: 黏膜类天疱疮。

【病例解析】

1. 该病例的诊断依据是什么?

(1)牙龈起疱糜烂 3 个月未愈合。

(2)尼氏征阴性。

(3)病理学检查显示上皮下疱,直接免疫荧光检查显示 IgG 在基底膜区沉积。

2. 该病例应与哪些疾病鉴别?

该患者口腔内反复水疱、糜烂,需与寻常型天疱疮、药物过敏性口炎等疾病鉴别。

(1) 寻常型天疱疮:口腔内的水疱属于松弛薄壁大疱,揭皮试验阳性,尼氏征阳性,探针试验阳性(图 4-2-2)。病理学表现为棘层松解、上皮内疱形成。天疱疮直接免疫荧光检查显示 IgG(或伴有 C3)沉积于棘细胞间,间接免疫荧光法检测到血清中出现抗基底细胞、棘细胞层的细胞间质以及棘细胞的循环抗体或 ELISA 检测到血清中出现抗 Dsg3 或 Dsg1 抗体。

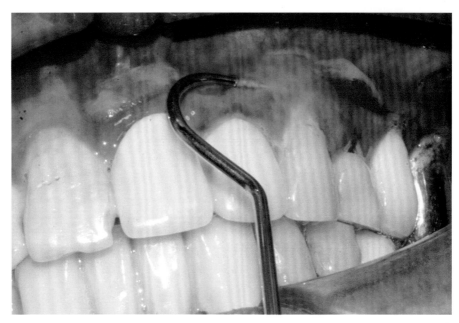

图 4-2-2　寻常型天疱疮
牙龈大疱伴糜烂,探针试验阳性

(2) 药物过敏性口炎:为变态反应性疾病,急性病程,有较明确的用药史,用药后口腔黏膜出现水疱、充血、糜烂和假膜,皮肤上也可发生水疱和糜烂(图 2-6-1)。

3. 该疾病的治疗原则是什么?

黏膜类天疱疮患者根据受累部位、疾病严重程度及进展情况选择治疗方案和药物。局部可以应用消炎、止痛及促进生长的药物,常局部应用糖皮质激素,其抗炎及防止纤维粘连效果显著。全身治疗常用的药物是氨苯砜,口腔病情严重或伴有眼、咽喉部黏膜损害者可考虑联合应用糖皮质激素和免疫抑制剂。类天疱疮激素用量较小,通常中小剂量激素即可控制病情,该病预后较好。

第三节　副肿瘤性天疱疮

【典型病例】

患者,男,33 岁。

主诉:口腔反复起疱、溃烂 3 年。

病史:3 年前开始口腔反复起疱、溃烂,曾在多家医院求治,被诊断为"天疱疮",在当地医院给予激素(具体不详)治疗,明显缓解。6 个月前口腔起疱、溃烂复发,近期加重,服用激素治疗无效。20 日前行 PET-CT 检查,发现盆腔左侧肿块,考虑为恶性肿瘤。体重近 6 个月来下降 20kg。

检查:口腔黏膜大面积起疱、充血、糜烂,波及唇红、双颊、舌部,唇红部可见脓血痂形成,尼氏征阳性。眼结膜充血明显(图 4-3-1)。

辅助检查：PET-CT 检查显示盆腔左侧肿块，考虑为恶性肿瘤。CT 引导下穿刺活体组织检查诊断为炎性肌纤维母细胞瘤。口腔黏膜病理学检查结果显示棘层松解，上皮内疱，固有层大量淋巴细胞浸润。

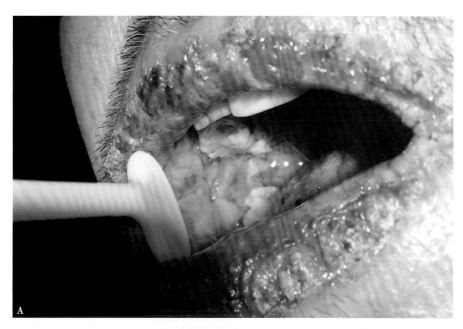

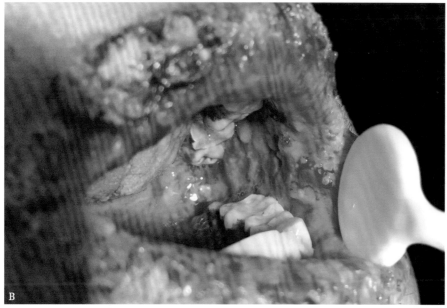

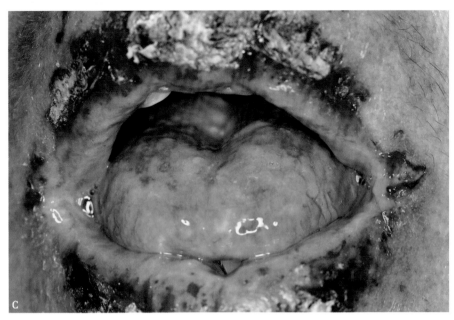

图 4-3-1　副肿瘤性天疱疮
A. 右颊大疱伴糜烂,尼氏征阳性　B. 左颊大疱伴糜烂,尼氏征阳性　C. 唇红及舌部黏膜大疱伴糜烂、结痂

诊断: 副肿瘤性天疱疮。

【病例解析】

1. 该病例的诊断依据是什么?

(1)口腔黏膜大面积充血糜烂,尼氏征阳性。近期口腔溃烂加重,服用激素无效。

(2)病理学检查显示棘层松解,上皮内疱,固有层大量淋巴细胞浸润,符合天疱疮的特点。

(3)PET-CT 显示盆腔左侧肿块。CT 引导下穿刺活体组织检查诊断为炎性肌纤维母细胞瘤,此为原发肿瘤。

2. 该疾病有哪些辅助检查方法? 可能出现什么检查结果?

副肿瘤性天疱疮的辅助检查表现如下:

(1)病理学检查: 棘层松解、角质细胞坏死、界面皮炎、基底细胞液化变性。

(2)免疫学检查: 直接免疫荧光显示 IgG、C3 在棘细胞间沉积,部分患者同时伴有基底膜区域的沉积。间接免疫荧光显示血清中存在针对皮肤黏膜复层鳞状上皮和移行上皮的循环抗体。免疫沉淀法检测发现血清中的抗体能和角质细胞提取物中的 250kDa、230kDa、210kDa、190kDa 大分子量蛋白抗原结合。

3. 该疾病临床上应与哪些疾病鉴别?

副肿瘤性天疱疮患者常以口腔内反复大疱、糜烂为主诉,且大剂量激素治疗无效或效果不理想,诊断关键点在于能查见隐匿性肿瘤。临床上常需要与寻常型天疱疮、多形红斑等进行鉴别,详见第四章第一节。

第四节　单纯疱疹

【典型病例】

患儿,男,10 岁。

主诉: 口内及唇部起小疱溃烂 3 日。

病史: 3 日前感冒发烧,口内及唇部起小疱,小疱破后溃烂,自觉疼痛加重,曾用“西瓜霜喷剂”局部治疗,效果不佳。无复发史。否认系统性疾病史及药物过敏史。

检查:唇红黏膜可见成簇水疱、糜烂及血痂,舌背及硬腭可见小疱、糜烂,牙龈红肿(图4-4-1)。

辅助检查:血常规检查正常。

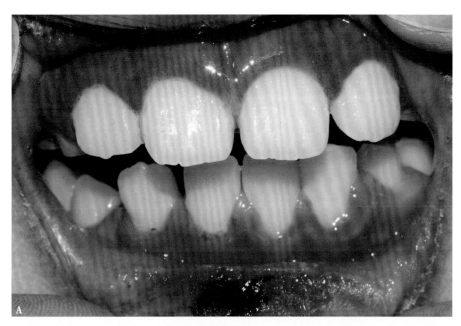

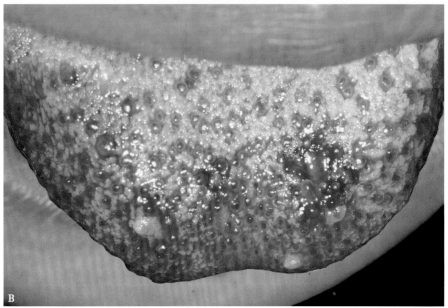

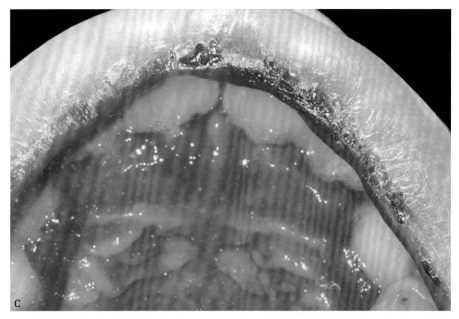

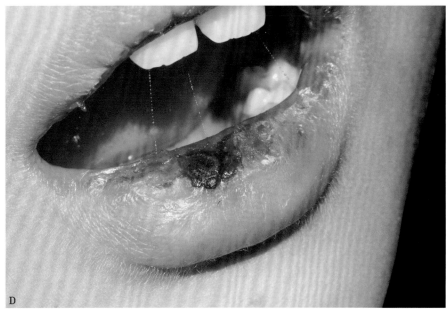

图 4-4-1 原发性疱疹性龈口炎

A. 牙龈暗红色肿胀明显 B. 舌背小疱、糜烂

C. 腭部及牙龈起疱、糜烂 D. 唇红部起疱、糜烂、结痂

诊断: 原发性疱疹性龈口炎。

【病例解析】

1. 该病例的诊断依据是什么?

(1)有感冒发烧的前驱症状。

(2)口内及唇部黏膜起小疱,小疱破后溃烂,疼痛加重。

(3)损害累及了硬腭和牙龈的角化黏膜。

(4)血常规检查正常。

2. 该病例应与哪些疾病鉴别?

该病例为单纯疱疹病毒感染,口腔损害特点有:成簇小水疱,破溃后成为糜烂,损害可侵犯角化黏膜如牙龈、硬腭黏膜。临床上需与以下几种疾病鉴别:

（1）疱疹样型复发性阿弗他溃疡：溃疡类疾病，一般无发烧等前驱症状，无水疱发生，溃疡散在分布，似满天星，疼痛明显，损害不波及硬腭及牙龈等角化黏膜，而仅发生于口腔的非角化黏膜，如唇、颊、舌黏膜（图4-4-2）。

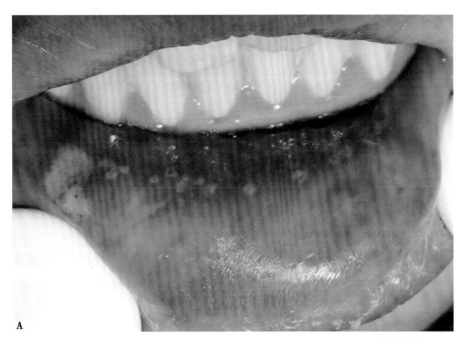

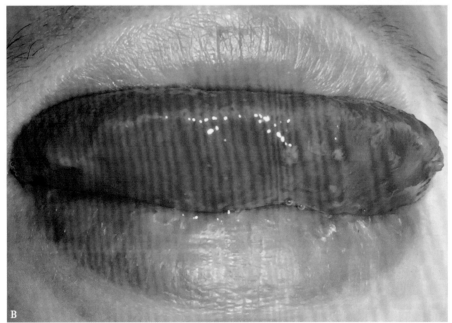

图4-4-2 复发性阿弗他溃疡（疱疹样型）
A. 下唇满天星状小溃疡10余个　B. 舌腹满天星状小溃疡10余个

（2）多形红斑：为变态反应性疾病，春、秋季节好发，口腔黏膜表现为红斑、水肿、水疱、大面积糜烂、假膜覆盖等，四肢伸侧皮肤常可对称出现特征性靶形红斑（图4-4-3），好发人群多为过敏体质的青壮年。

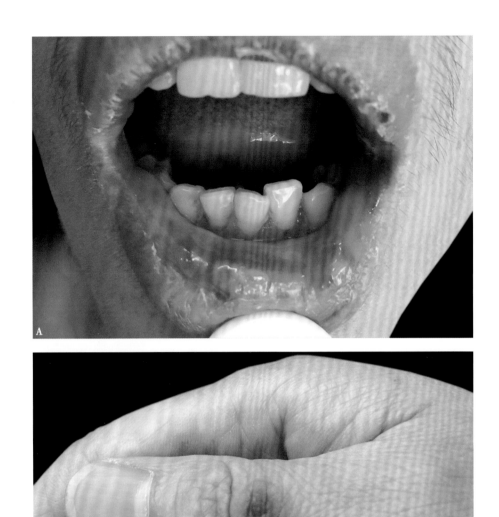

图4-4-3 多形红斑
A. 下唇黏膜红斑、水疱、糜烂 B. 伴手指皮肤靶形红斑

（3）三叉神经带状疱疹：为水痘 - 带状疱疹病毒感染，损害为丛集成簇的水疱和糜烂，沿三叉神经走向呈带状分布，发生于单侧，不越过面中线，疼痛剧烈，遗留神经痛，任何年龄均可发病，愈合后不再复发（图4-4-4）。

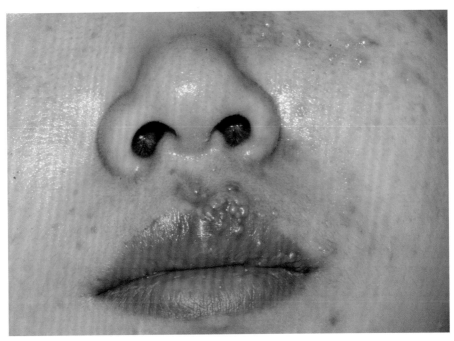

图 4-4-4 三叉神经带状疱疹
上唇及面部成簇水疱,单侧分布,不越面中线

(4)疱型扁平苔藓:无发烧等前驱症状,水疱数量少,口腔黏膜上有珠光白色斑纹(图 4-4-5)。

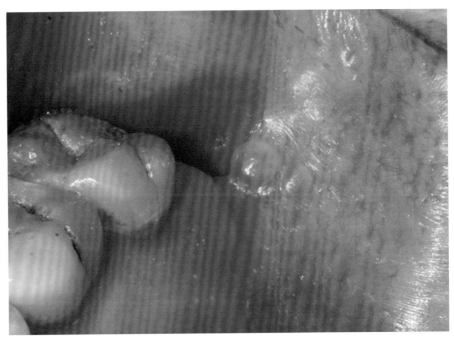

图 4-4-5 疱型扁平苔藓
颊黏膜珠光白纹伴小水疱

（5）热损伤：有明确的接触热刺激物史，如误食烫食，汤、开水等，热损伤造成局部黏膜或皮肤起水疱，损害局限于接触热刺激物的部位（图4-4-6）。

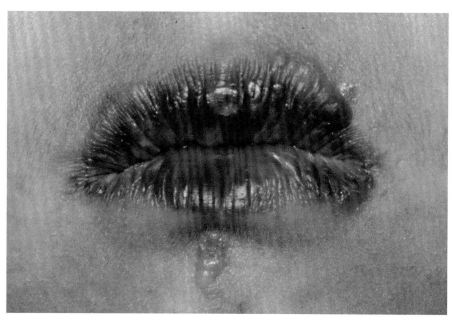

图4-4-6　热损伤性水疱
喝热水烫伤，导致唇红黏膜及唇周皮肤水疱

3. 该病例的可能诱因是什么？该病有传染性吗？

日光暴晒、情绪紧张、劳累、胃肠功能紊乱、机体抵抗力差等均可能成为诱因。此病为病毒感染性疾病，具有传染性，主要通过飞沫传染、唾液及疱疹液直接接触传染，亦可通过食具和衣物间接传染，传染方式主要为直接经呼吸道、口鼻黏膜或破损的皮肤进入人体。如患此病，要注意隔离，防止传染他人。

4. 除了本病例表现的类型，疱疹性口炎还有哪些类型？临床特点如何？

本病例为原发性疱疹性龈口炎，常见于6岁以下儿童，亦可见于成人（图4-4-7，图4-4-8），潜伏期为4～7日，常伴有感冒、咳嗽、发热、头痛等全身症状。1～3日后口腔黏膜广泛充血并出现成簇小水疱，不久后破溃，融合形成大面积糜烂面，上覆假膜或痂壳。10～14日后愈合，不留瘢痕。

除原发性疱疹性龈口炎外，疱疹性口炎亦可表现为复发性疱疹性口炎。可反复发作，每次损害均位于原来发作的部位或其邻近部位，常见于上、下唇红黏膜，口角及口周皮肤等部位。前驱症状为局部烧灼感、刺痛感及紧绷感等，随后在红斑基础上产生成簇小水疱，水疱可融合成片，或合并化脓菌感染成为脓疱（图4-4-9，图4-4-10）。

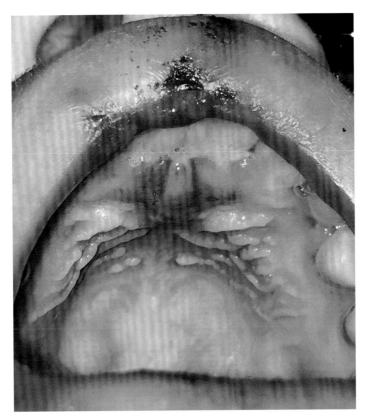

图 4-4-7 成人原发性疱疹性口炎
上唇黏膜和硬腭黏膜起疱、糜烂

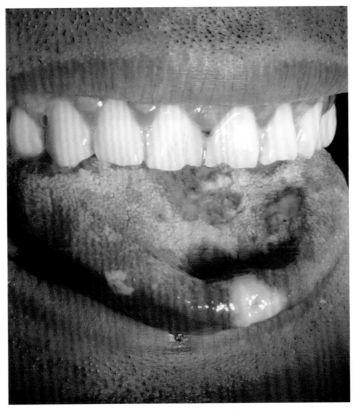

图 4-4-8 成人原发性疱疹性口炎
舌及牙龈黏膜起疱糜烂

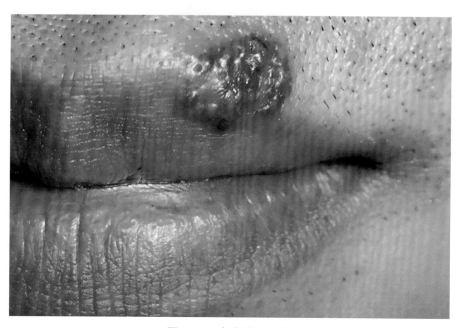

图 4-4-9　复发性唇疱疹
上唇成簇水疱融合成片

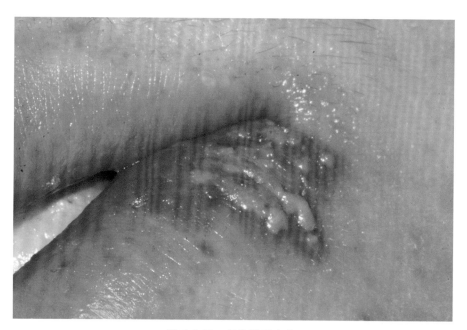

图 4-4-10　复发性唇疱疹
下唇及口角区成簇水疱伴化脓

5. 该疾病的治疗原则是什么?

该病可自愈,治疗包括全身支持治疗和抗病毒治疗。局部可用抗病毒及消炎止痛药物进行含漱、雾化、涂敷。复发性疱疹性口炎以局部治疗为主,应注意增强身体抵抗力。

第五节 三叉神经带状疱疹

【典型病例】

患者，男，33岁。

主诉：口唇起疱疼痛3日。

病史：3日前口唇及面部起疱、溃烂，疼痛剧烈，伴有左侧半边头痛，口服"消炎药"治疗无法缓解，否认系统性疾病史和药物过敏史。

检查：左侧鼻前庭、上唇、腭部可见成簇水疱，部分区域糜烂，损害沿三叉神经走行分布，范围仅波及口腔及面部中线左侧的黏膜和皮肤，不越过面中线，面中线右侧口面部皮肤和口腔黏膜完全正常（图4-5-1）。

辅助检查：血常规检查正常。

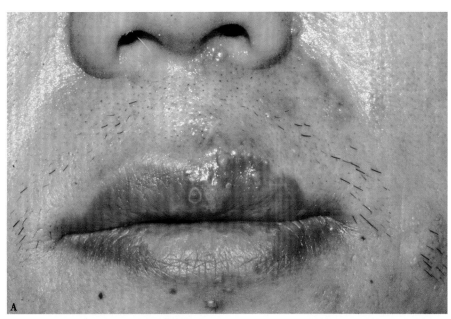

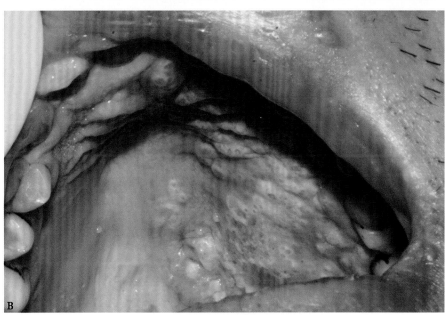

图4-5-1 三叉神经带状疱疹（左侧）

A. 上唇左侧及鼻前庭黏膜、皮肤成簇水疱 B. 腭部左侧黏膜成簇水疱，损害不越过中线

诊断：三叉神经带状疱疹（左侧）。

【病例解析】

1. 该病例的诊断依据是什么?

（1）左侧上唇、鼻前庭、腭部出现成簇水疱3日，伴糜烂和剧烈疼痛，损害沿单侧（左侧）三叉神经走向分布，仅波及面中线左侧的皮肤和黏膜，范围不越过面中线，面中线右侧口面部皮肤和黏膜完全正常。

（2）血常规检查正常。

2. 三叉神经带状疱疹的特点是什么?

三叉神经带状疱疹由水痘-带状疱疹病毒感染引起，表现为沿单侧三叉神经分布区域的黏膜和皮肤出现成簇的水疱，疼痛明显，其特征是口面部损害范围仅侵犯面中线一侧，另一侧完全正常。60岁以上的老年患者易遗留疹后神经痛，即在疱疹消失后，疼痛仍持续存在，部分患者疼痛可持续半年至1年，个别可达数年。

3. 该疾病应如何治疗?

早期可采取全身抗病毒治疗，配合使用镇痛药和营养神经的药物，可减少疹后神经痛的发生。局部治疗以消炎、止痛、抗病毒为主。

第六节 手-足-口病

【典型病例】

患儿，女，9月龄。

主诉：患儿感冒发烧后口面部起疱、溃烂1周。

病史：患儿感冒发烧后，口腔及面部起小疱、溃烂1周，哭闹影响进食。曾用"消炎药物"（具体不详）治疗，效果不佳。否认腹泻、系统性疾病史和药物过敏史。

检查：患儿唇周皮肤疱疹，唇红和口内黏膜大面积起小水疱、糜烂，手掌和足底皮肤可见多个水疱（图4-6-1）。

辅助检查：血常规检查正常。

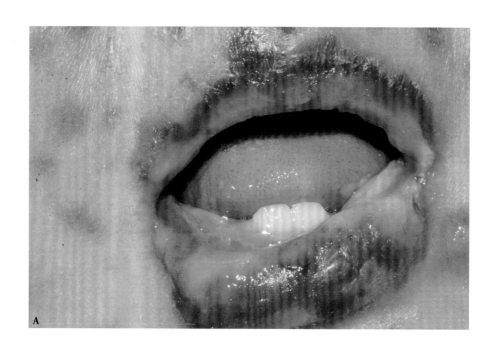

A

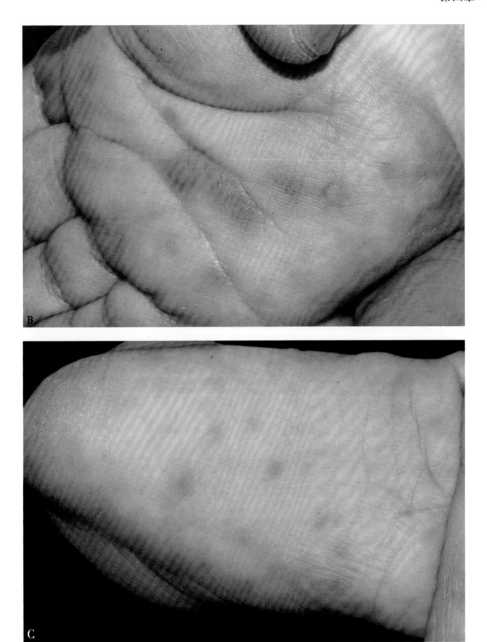

图 4-6-1 手 - 足 - 口病
A. 唇红黏膜起疱糜烂伴唇周皮肤疱疹 B. 手掌皮肤疱疹 C. 足底皮肤疱疹

诊断： 手 - 足 - 口病。

【病例解析】

1. 该病例的诊断依据是什么？

（1）患儿为幼儿，有感冒发烧史。

（2）口腔表现为唇周皮肤疱疹，唇红及口内黏膜大面积起小水疱、糜烂，手掌及足底皮肤可见多个小水疱。

（3）血常规检查正常。

2. 该病例治疗中应注意什么？

手 - 足 - 口病是一种儿童传染病，一旦确诊应及时隔离患儿，防止传播。治疗分为局部治疗和全身治疗，口腔局部治疗以消炎止痛为主，全身治疗主要是对症治疗及抗病毒治疗，同时注意预防脑炎、脑膜炎、呼吸道感染及心肌炎的发生。个别患儿病情重、发展快，应密切观察，临床上可与儿科联合治疗。

第七节 药物过敏性口炎

【典型病例】

患者,女,36 岁。

主诉:口腔起疱溃烂 1 周。

病史:9 日前曾服用"头孢"治疗"上呼吸道感染",1 周前口腔大面积起疱、溃烂,自行局部使用"西瓜霜喷剂",未见明显好转,疼痛剧烈影响进食。否认系统性疾病史和过敏史。

检查:唇红部内侧及舌背、舌腹部、舌侧缘黏膜大面积起疱、糜烂,糜烂面上覆淡黄色假膜,尼氏征阴性(图 4-7-1)。

辅助检查:血常规检查正常。

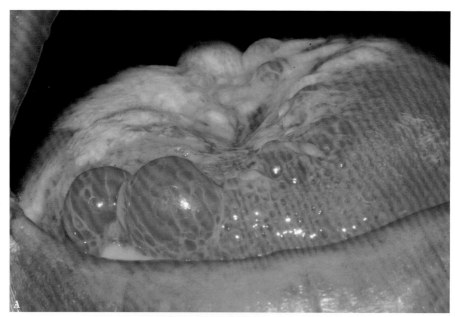

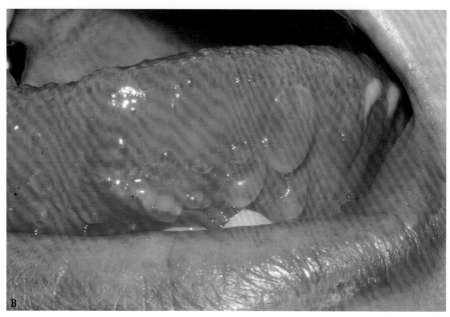

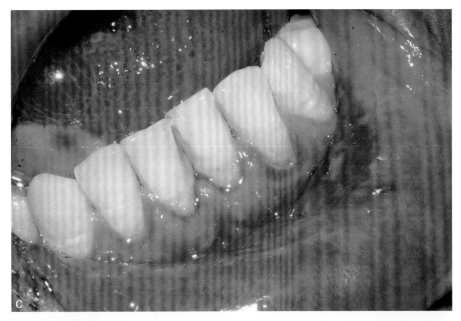

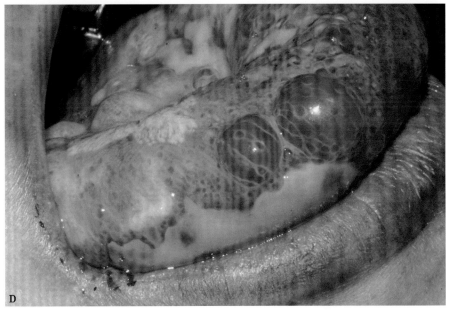

图4-7-1 药物过敏性口炎
A. 舌背黏膜起疱、糜烂　B. 舌腹黏膜起疱、糜烂
C. 唇内侧黏膜起疱、糜烂　D. 舌腹及舌缘黏膜起疱、糜烂,上覆淡黄色假膜

诊断: 药物过敏性口炎。
【病例解析】
1. 该病例的诊断依据是什么?
(1) 急性发生,病程短。
(2) 发病前有服用"头孢"可疑致敏药物史,用药2日后出现口腔黏膜大面积起疱、溃烂,两者有明显关联。
(3) 血常规检查正常。
2. 该病例临床上应与哪些疾病鉴别?
该患者黏膜损害为口腔黏膜大面积起疱、糜烂,应与有类似损害的多形红斑、天疱疮、疱疹性口炎鉴别。

（1）多形红斑：为变态反应性疾病，口腔黏膜表现为红斑、水肿、水疱、大面积糜烂、假膜覆盖等，伴发四肢伸侧皮肤特征性靶形红斑（图4-7-2），口腔病理表现为上皮下疱。

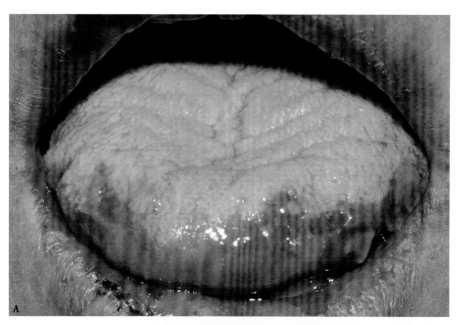

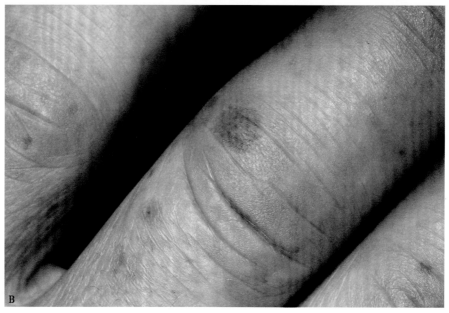

图4-7-2　多形红斑
A. 唇、舌黏膜起疱、糜烂　B. 伴手指皮肤的靶性红斑

（2）天疱疮：为大疱性疾病，口腔和皮肤出现松弛型大疱，疱易破溃形成糜烂，揭皮试验阳性、探针实验阳性、尼氏征阳性（图4-7-3），病理学表现为棘层松解，上皮内疱。

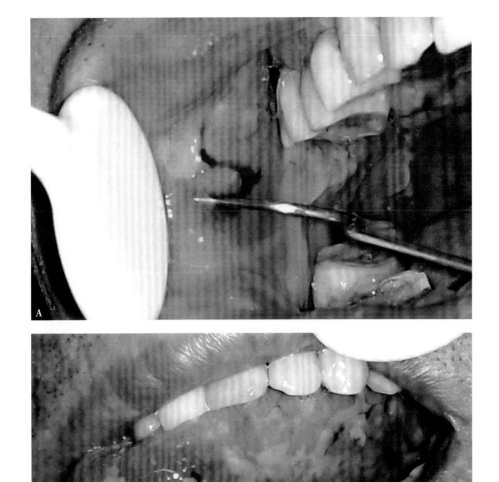

图 4-7-3　天疱疮
A. 颊黏膜大疱、糜烂，探针试验阳性　B. 舌腹口底黏膜大疱、糜烂

（3）疱疹性口炎：为单纯疱疹病毒感染性疾病，急性发病，一般前驱症状明显，似感冒。当发烧消退后口腔黏膜出现丛集成簇的小水疱和不规则的糜烂（图4-7-4，图4-7-5）。

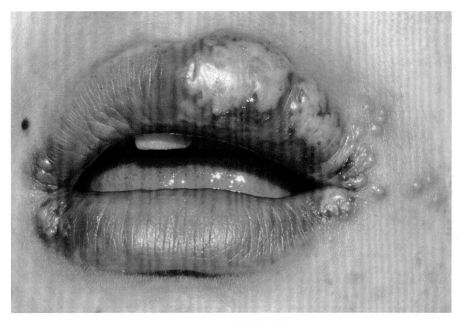

图4-7-4　疱疹性口炎
唇红黏膜及口周皮肤成簇疱疹

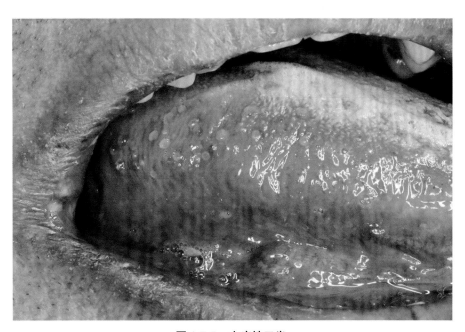

图4-7-5　疱疹性口炎
舌右侧缘成簇小疱

3. 该疾病应如何治疗？
（1）仔细询问病史，寻找可疑过敏原，明确过敏原后应立刻停用并避免再次接触。
（2）抗过敏治疗，可用泼尼松、氯雷他定、葡萄糖酸钙、维生素C等药物。
（3）局部治疗，以消炎止痛促进愈合为主。

第八节 创伤性血疱

【典型病例】

患者,女,36 岁。

主诉: 食硬、烫食物后颊部起疱半天。

病史: 半天前食用烫、硬的食物后右颊部起紫红色疱,局部有异物感,无明显疼痛。否认系统性疾病史及药物过敏史。

检查: 右颊黏膜可见 1 个紫红色的血疱,直径约 1cm,周围黏膜稍充血,其余口腔黏膜正常,皮肤未见瘀点、瘀斑(图 4-8-1)。

辅助检查: 血常规及血凝常规检查均正常。

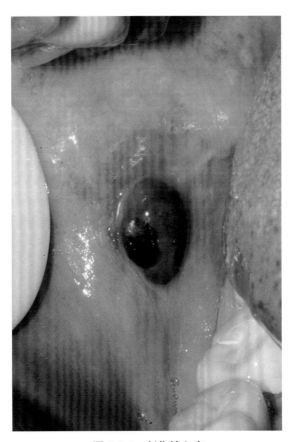

图 4-8-1 创伤性血疱
右颊黏膜紫红色血疱,直径约 1cm

诊断: 创伤性血疱(右颊)。

【病例解析】

1. 该病例的诊断依据是什么?

(1)进食烫、硬的食物后,右颊部形成血疱。

(2)血常规及血凝常规检查均正常,排除血液系统疾病。

2. 本病除发生在颊部外,还可发生在哪些部位?

该患者损害在颊部,除此之外,创伤性血疱还可发生在腭部、舌和唇内侧等部位(图 4-8-2,图 4-8-3)。

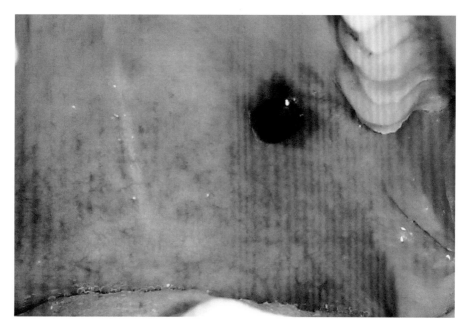

图4-8-2 创伤性血疱
硬食摩擦致上腭黏膜血疱

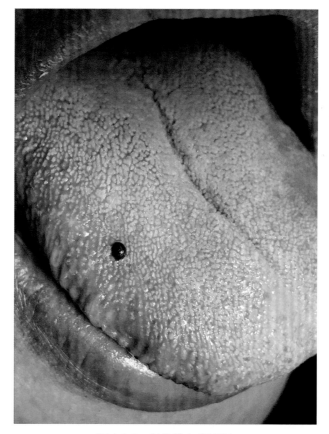

图4-8-3 创伤性血疱(舌)

3. 该病例应与哪些疾病鉴别?

(1) 原发免疫性血小板减少症：为获得性自身免疫性疾病，患者血小板减少，有出血倾向，皮肤、黏膜及内脏可广泛出血，黏膜血疱或皮肤瘀点、瘀斑（图 4-8-4）。血常规检查示血小板计数不同程度减少，形态异常。脾脏一般不增大。骨髓检查示巨核细胞增多或正常，但能产生血小板的巨核细胞数量减少或缺乏。

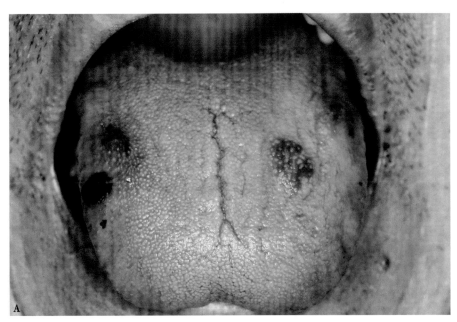

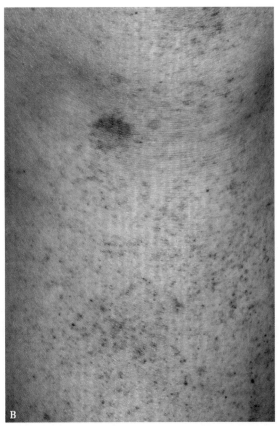

图 4-8-4 原发免疫性血小板减少症

A. 舌背黏膜多个大小不等的血疱　B. 伴颈部皮肤成片瘀点及瘀斑

（2）血管瘤：先天性良性肿瘤或血管畸形，瘤内血管自成系统，鲜红或紫红色，手指压迫瘤体时，颜色退去，压力解除后颜色恢复，血常规检查血小板数目无异常（图4-8-5）。

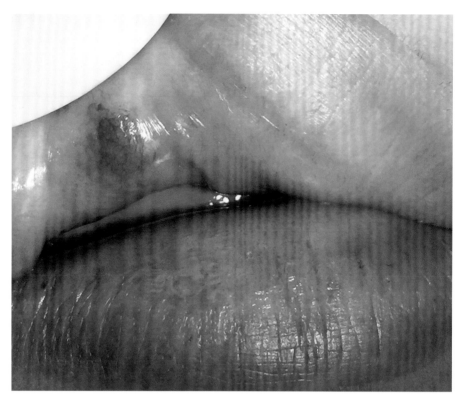

图4-8-5 血管瘤（唇）
上唇部血管瘤

（3）再生障碍性贫血：为血液系统疾病，贫血、出血、反复继发感染是其三大主要临床特征。患者口腔黏膜及皮肤可出现血疱或瘀点、瘀斑（图4-8-6）。血常规检查示全血细胞计数减少，骨髓穿刺检查示造血组织减少。

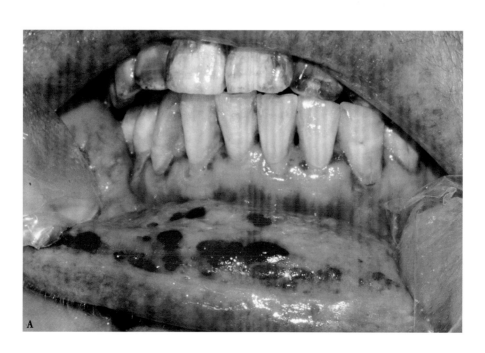

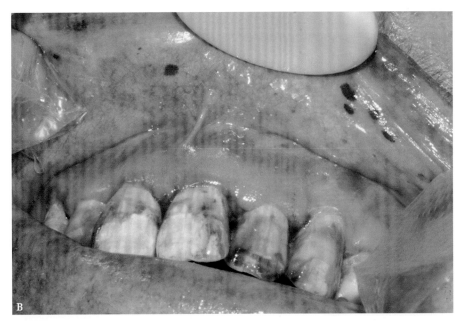

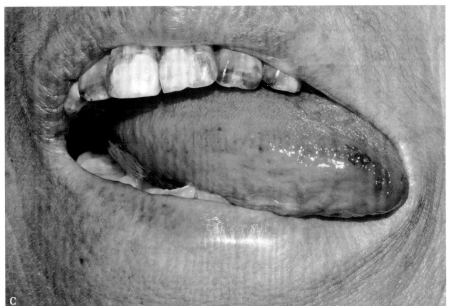

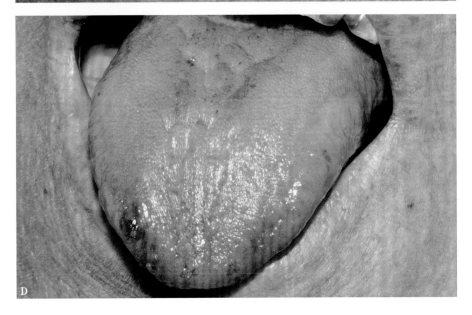

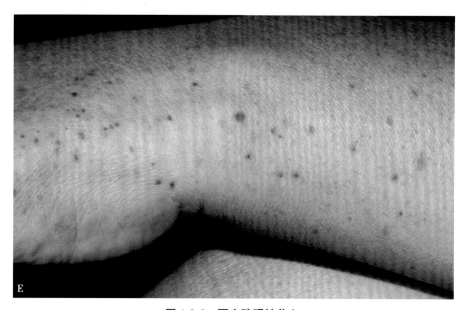

图4-8-6 再生障碍性贫血

A. 下唇内侧瘀点及瘀斑 B. 上唇内侧瘀斑 C. 舌右侧瘀斑

D. 舌背瘀斑 E. 上肢皮下出血点

4. 该疾病应如何治疗？

在排除血液系统疾病的前提下，较大血疱可用消毒空针抽取未破血疱内的淤血，或消毒后刺破疱壁，放出淤血，当血疱影响呼吸时，应迅速刺破血疱。局部用消炎含漱液含漱以预防继发感染，同时可局部涂抹表皮生长因子凝胶，以促进创面愈合。较小血疱可暂不处理，待其自行吸收。平时应注意勿进食过烫、过硬的食物，避免急速吞咽食物，可预防血疱发生。

【综合述评】

疱因黏膜内贮存液体而成，根据疱的直径大小可分为疱和大疱，通常疱直径小于1cm，大疱直径大于1cm。根据疱所在黏膜上皮内的位置可分为上皮内疱和上皮下疱，疱壁的厚薄取决于疱的部位，若疱的位置在上皮内称为上皮内疱，其疱壁薄而柔软，容易破裂，破后形成糜烂，如天疱疮；若疱的位置在上皮下称为上皮下疱，其疱壁较厚，不易破裂，破后形成溃疡，如类天疱疮、疱型扁平苔藓等。根据疱内容物不同可分为水疱、血疱和脓疱，若疱内液体为浆液则称为水疱，如单纯疱疹、药物过敏性口炎等；若疱内液体为血液则称为血疱，如创伤性血疱、原发免疫性血小板减少症等；若疱内液体为脓液则称为脓疱，如唇疱疹或三叉神经带状疱疹合并化脓菌感染时。口腔黏膜病毒感染性疾病、变态反应性疾病、大疱类疾病、溃疡类疾病和斑纹类疾病等均可伴发疱性损害。本章介绍了主要以特征性的疱为基本损害的八种疾病，包括寻常型天疱疮、黏膜类天疱疮、副肿瘤性天疱疮、口腔单纯疱疹，三叉神经带状疱疹、手-足-口病、药物过敏性口炎、创伤性血疱，但这并不能涵盖具有此类损害的全部疾病，仍有其他一些口腔黏膜疾病可出现疱性损害，如疱型扁平苔藓、原发免疫性血小板减少症及再生障碍性贫血等。对于这部分疾病，在鉴别诊断里已列出，并另根据其特征性的病损归入其他章节中加以阐述。

发生疱性损害的口腔疾病种类多，口腔表征相似，容易混淆，甚至造成误诊，对于本章出现的8种疾病的鉴别诊断归纳整理如下（表4-8-1）。

表4-8-1　伴疱性损害的口腔黏膜病的鉴别诊断

疾病	病因	诊断要点
寻常型天疱疮（pemphigus vulgaris）	病因不明，属自身免疫性疾病	1. 慢性病程，松弛大疱，壁薄易破形成糜烂，常伴皮损，尼氏征阳性 2. 病理学表现为棘层松解、上皮内疱 3. 直接免疫荧光检查示抗棘细胞层黏合物质抗体（IgG）在上皮细胞间沉积，间接免疫荧光检查示血清中可查见抗棘细胞层抗体
黏膜类天疱疮（mucous membrane pemphigoid）	病因不明，属自身免疫性疾病	1. 慢性病程，张力大疱，壁较厚，常累及眼结膜等黏膜，有时形成瘢痕，尼氏征阴性 2. 病理学表现为无棘层松解，为上皮下疱 3. 血清Dsg1、Dsg3阳性 4. 直接免疫荧光检查示基底膜区IgG、C3沉积，大部分病例间接免疫荧光检查示血清抗基底膜带抗体检测阴性
副肿瘤性天疱疮（paraneoplastic pemphigus）	不明，与良性或恶性肿瘤相关	1. 慢性病程，松弛大疱，大面积糜烂，尼氏征阳性，激素治疗无效或效果差，常可查见身体内的隐匿性肿瘤 2. 病理学表现为棘层松解，上皮内疱，可伴角质细胞坏死、界面皮炎 3. 直接免疫荧光检查示棘细胞间和基底膜区IgG、补体沉积，间接免疫荧光检查示血清中存在针对皮肤黏膜复层鳞状上皮和移行上皮的循环抗体
单纯疱疹（herpes simplex）	单纯疱疹病毒感染	1. 急性发病，口腔黏膜成簇小水疱，损害可累及角化程度高的黏膜如硬腭及牙龈，包括原发性和复发性 2. 原发性多见于6岁以下儿童，尤其是6月龄至2岁儿童；复发性多见于成人
三叉神经带状疱疹（trigeminal herpes zoster）	水痘-带状疱疹病毒感染	1. 急性发病，口腔黏膜和皮肤上成簇小水疱，损害沿单侧三叉神经分布，不越过面中线，疼痛剧烈，60岁以上老年人常伴有疱后神经痛 2. 成人多见，免疫力低下人群易罹患
手-足-口病（hand-foot-mouth disease）	柯萨奇病毒A$_{16}$型、肠道病毒EV$_{71}$型等病毒感染	1. 急性发病，口腔黏膜散在的小水疱及点状糜烂，手、足或臀部皮肤上散在小水疱，具有传染性，夏秋季最为流行 2. 3岁以下幼儿好发
药物过敏性口炎（allergic medicamentosus stomatitis）	为变态反应性疾病，致敏药物所致	1. 急性发病，有明确的用药史，用药后出现口腔黏膜大面积起疱、溃烂，且两者有明显关联 2. 任何年龄均可发病
创伤性血疱（traumatic mucosal hematoma）	创伤因素所致（如进食烫、硬食物，急食等）	1. 存在明确的创伤因素，创伤后短时间内相应部位形成血疱 2. 任何年龄均可发病 3. 血常规及血凝常规检查均正常

【诊断流程图】

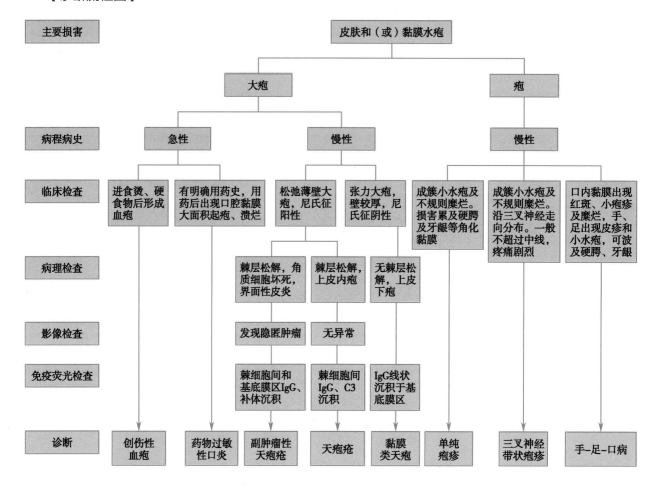

第五章 白色斑纹及斑块

第一节 口腔扁平苔藓

【典型病例】

患者，男，31岁。

主诉：口腔发白2个月。

病史：2个月前口腔内发白，局部有粗糙感，无明显疼痛不适，不影响进食和言语。平时工作压力大，有焦虑和疲劳感。否认系统性疾病史及药物过敏史。

检查：双颊、下唇红黏膜大片珠光白色斑纹，呈对称性分布，舌背黏膜可见珠光白色斑块，口腔白色斑纹均不可拭去，局部未见充血糜烂，触诊基底部质软（图5-1-1）。未见皮损。

辅助检查：病理学检查结果显示黏膜上皮过度不全角化，基底细胞液化变性，基底膜下淋巴细胞呈带状浸润。

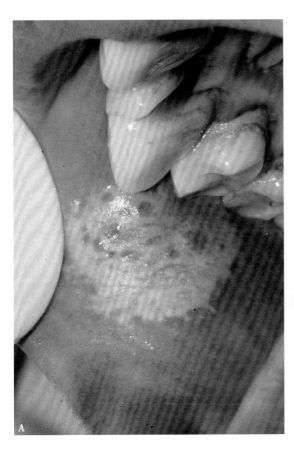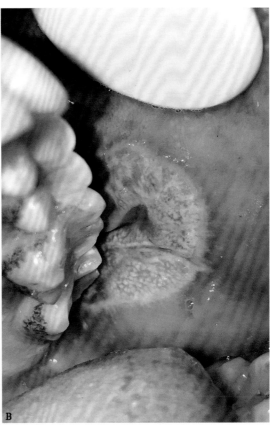

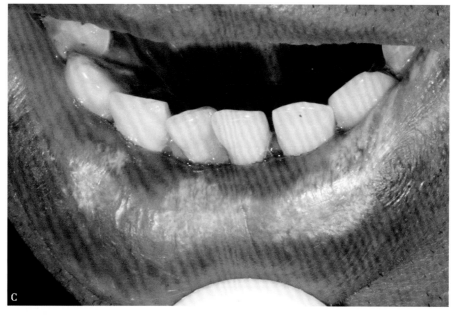

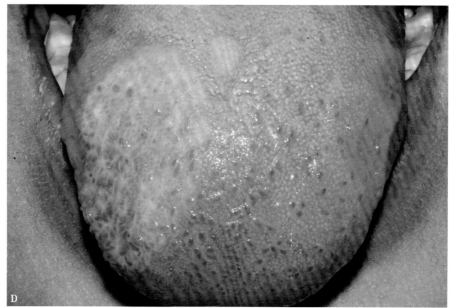

图 5-1-1　口腔扁平苔藓
A. 右颊黏膜白色斑纹　　B. 左颊黏膜白色斑纹
C. 下唇黏膜白色斑纹　　D. 舌背黏膜白色斑块

诊断： 口腔扁平苔藓（非糜烂型）。

【病例解析】

1. 该病例的诊断依据是什么？

（1）双颊、下唇红黏膜大片珠光白色斑纹，对称性分布，舌背黏膜可见珠光白色斑块。

（2）病理学检查显示黏膜上皮过度不全角化，基底细胞液化变性，基底膜下方淋巴细胞带状浸润。

2. 该病例应与哪些疾病鉴别？

该病例口腔黏膜表现为白色斑纹，应与苔藓样损害、口腔白斑病、盘状红斑狼疮鉴别。

（1）苔藓样损害：由口服甲基多巴等药物、局部使用银汞合金充填物、移植物抗宿主反应等原因造成，黏膜出现白色斑纹，类似口腔扁平苔藓样的损害（图 5-1-2）。停服相关药物和去除局部充填物后短期内损害可缩小或消退。

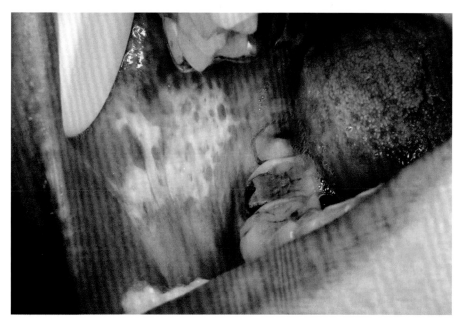

图 5-1-2 苔藓样损害
银汞合金充填物接触区黏膜白色斑纹

（2）口腔白斑病：损害呈白色或灰白色斑块，可为斑块状、颗粒状、皱纸状、疣状和溃疡状。表面粗糙，明显突出于黏膜表面，无对称性，无珠光白纹（图 5-1-3）。病理学检查可确定，常伴有上皮异常增生。

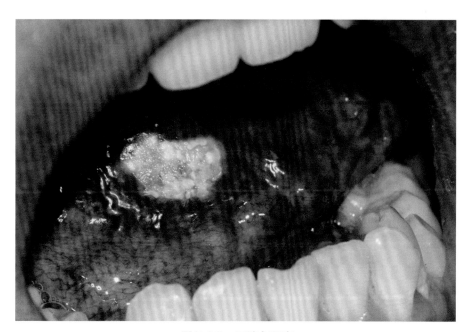

图 5-1-3 口腔白斑病
舌腹白色斑块，表面微隆，较粗涩

（3）盘状红斑狼疮：好发于下唇红黏膜，红斑呈圆形或椭圆形，红斑中央略凹，边缘微隆，似盘状，周围有红晕，红晕外围有放射状细短白纹，损害可越过唇红缘（图5-1-4）。病理学检查可确定，盘状红斑狼疮固有层血管可见玻璃样血栓，直接免疫荧光检查在基底膜区可见狼疮带。

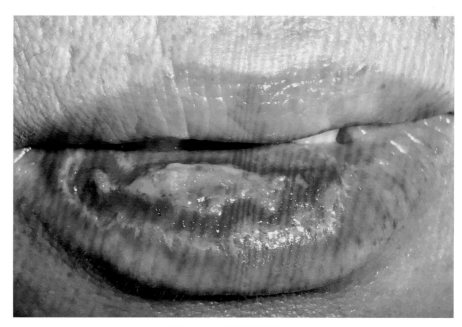

图5-1-4　盘状红斑狼疮

下唇红黏膜盘状损害，中央略凹，周边绕以放射状细短白纹

3. 除了非糜烂型，口腔扁平苔藓还有哪些类型？

该病例为非糜烂型口腔扁平苔藓，白色损害可表现为网状、环状、斑块状（图5-1-5，图5-1-6），也可有水疱（图5-1-7A）。除了非糜烂型，口腔扁平苔藓还有糜烂型（见第二章第五节），黏膜除白色损害外，还伴有充血、糜烂、溃疡。口腔扁平苔藓好发于颊、舌、牙龈、前庭沟、唇、腭和口底等部位，损害处愈合后可有色素沉着。

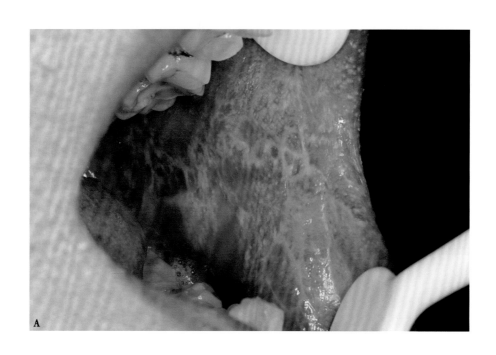

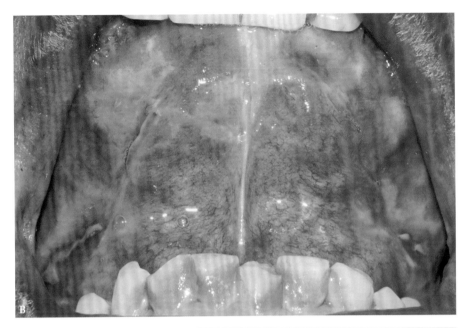

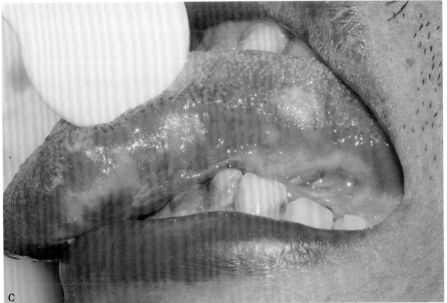

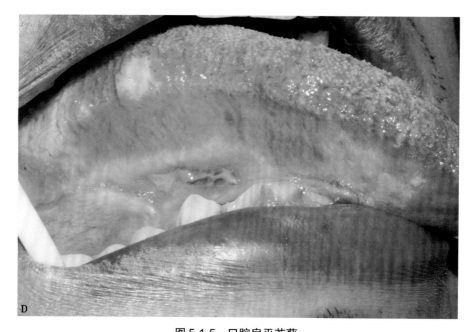

图 5-1-5　口腔扁平苔藓
A. 颊黏膜白色斑纹伴充血　B. 舌腹黏膜白色斑纹伴充血糜烂
C. 左侧舌腹黏膜白色斑纹　D. 舌右侧及舌腹黏膜白色斑纹伴糜烂

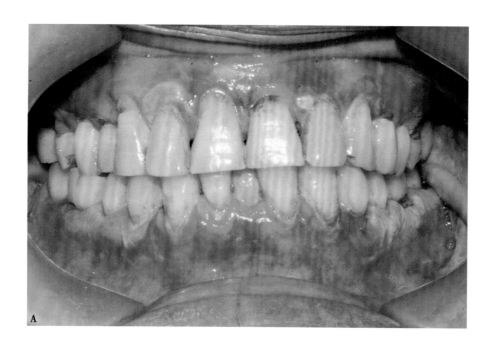

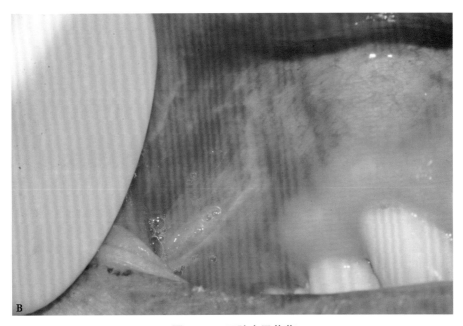

图 5-1-6　口腔扁平苔藓
A. 牙龈珠光白色斑纹伴充血　B. 前庭沟黏膜珠光白色条纹

4. 扁平苔藓除了累及口腔，还可累及哪些部位?

扁平苔藓除口腔损害外，还可累及皮肤，损害呈多角形紫红色或暗红色扁平丘疹，表面有蜡样光泽，微突出于皮肤表面，边缘清楚（图 5-1-7），丘疹瘙痒剧烈，常见抓痕。多见于四肢，左右对称，也可见于头颈面部（图 5-1-8A、B）。损害还可累及指甲，致甲板萎缩变薄，有纵沟或有缺损（图 5-1-8C）。

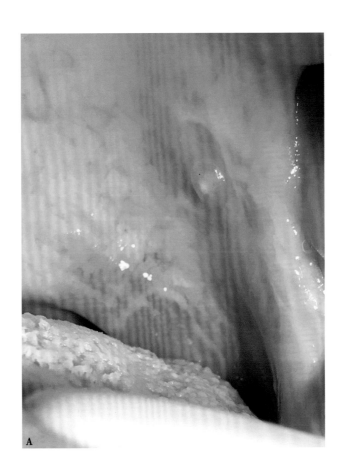

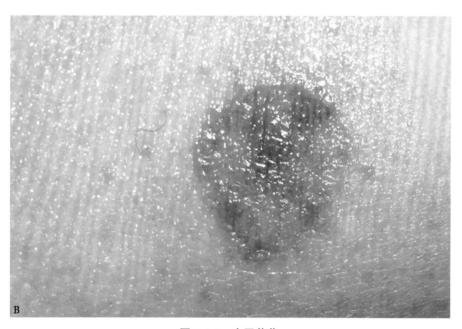

图 5-1-7 扁平苔藓

A. 软腭黏膜珠光白色条纹伴充血、小水疱 B. 皮肤紫红色扁平丘斑

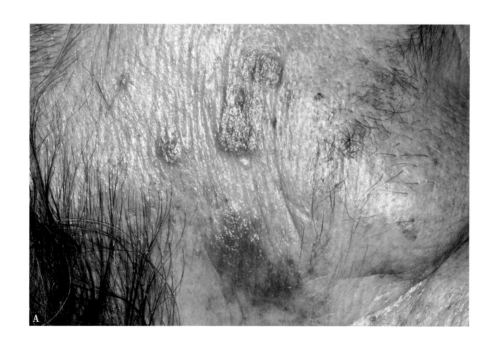

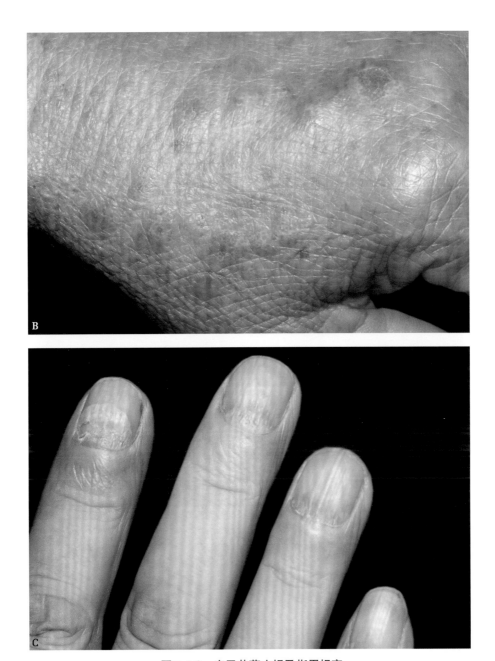

图 5-1-8　扁平苔藓皮损及指甲损害

A. 额部皮肤紫红色多角形丘疹　B. 手背皮肤紫红色多角形丘疹　C. 手指甲甲体纵纹,部分甲体变薄缺损

5. 该疾病会癌变吗?

口腔扁平苔藓被世界卫生组织定义为癌前状态,只有极少数会恶变,恶变率大约 0.4%~2.0%。该病例口腔白色损害为非糜烂型,触诊基底部质地柔软,不具有癌变特征。若出现长期不愈合的糜烂或基底部发硬,则应该尽快行活体组织检查以排除癌变。

6. 该病例的治疗原则是什么?

该病例应减轻不适症状、控制病情发展,并辅以心理疏导。局部可应用糖皮质激素、维 A 酸、抗真菌药物等治疗。全身可用免疫抑制剂或免疫调节剂等,定期随访。

第二节　苔藓样损害

【典型病例】

患者，女，53岁。

主诉： 发现左颊部发白伴不适3年。

病史： 3年前偶然发现左颊部发白，感觉局部不适，在外院就诊用"消炎药"及"漱口水"不见好转。左下后牙曾在外地用"金属"补牙。否认系统性疾病史和药物过敏史。

检查： 36颊面可见银汞合金充填物，接触区左颊部黏膜局部白纹伴充血，基底质软，口内其他黏膜未见异常（图5-2-1）。

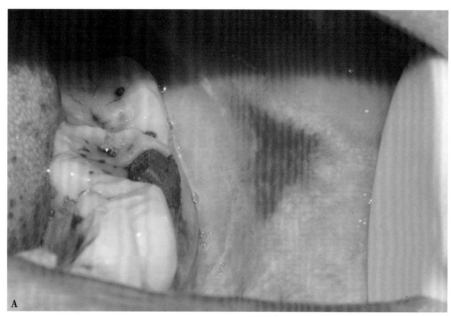

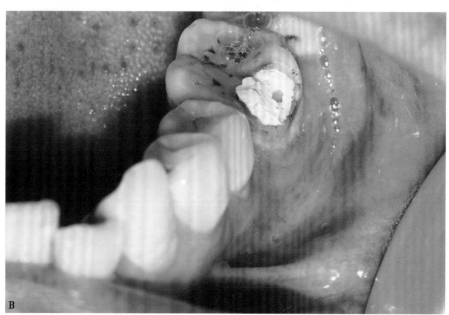

图 5-2-1　苔藓样损害（银汞合金充填物所致）

A. 36颊面银汞合金致左颊部白纹伴充血　B. 去除银汞合金并更换充填材料2周后局部损害消失

诊断：苔藓样损害。

【病例解析】

1. 该病例的诊断依据是什么？

（1）左颊部黏膜白纹伴充血，其对应的36颊面可见银汞合金充填物与病损区域接触。

（2）去除36颊面银汞合金后短期内其对应的颊黏膜白纹消失，损害愈合。

2. 该病例应与哪些疾病鉴别？

该病例左颊黏膜白纹伴充血，与口腔扁平苔藓和口腔白斑病有类似损害，需与之鉴别。

（1）口腔扁平苔藓：见本章第一节。

（2）口腔白斑病：好发于牙龈、舌腹、口底、腭等区域，吸烟是重要的发病因素，表现为口腔黏膜白色斑块，表面粗涩。病理表现常伴有上皮异常增生。

3. 该病例的病因是什么？还有哪些因素可引起口腔黏膜苔藓样损害？

该病例中银汞合金充填物作为致敏物质，接触局部黏膜引起变态反应。除此之外，其他金属修复体如金属全冠（图5-2-2），口服羟氯喹、甲基多巴、阿的平、卡托普利和奎尼丁等药物，移植物抗宿主病等系统性疾病也可能引起苔藓样损害。

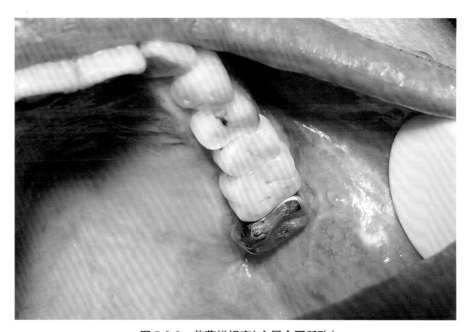

图 5-2-2　苔藓样损害（金属全冠所致）
27金属全冠为致敏物，其接触的颊黏膜局部白纹伴充血

第三节　口腔白角化症

【典型病例】

患者，女，32岁。

主诉：发现双颊部发白粗糙6日。

病史：6日前偶然发现颊部粗糙发白，无疼痛不适，不影响进食及言语。自行用"消炎漱口水"漱口后，颊部粗糙发白情况并无改善。平时喜烫、辛辣刺激食物。否认系统性疾病史及药物过敏史。

检查：双颊黏膜灰白色斑片，平伏，界限不清，不可拭去，触诊质地柔软，与周围正常黏膜无明显差异（图5-3-1）。

辅助检查：病理学检查显示上皮过度角化，棘层增厚，上皮钉突伸长，固有层少量淋巴细胞浸润。

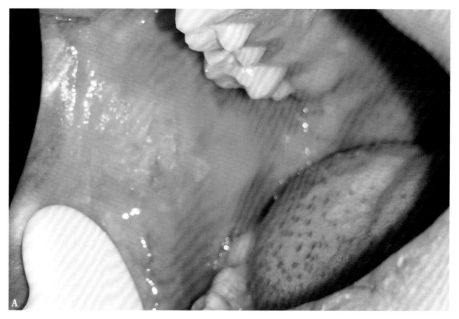

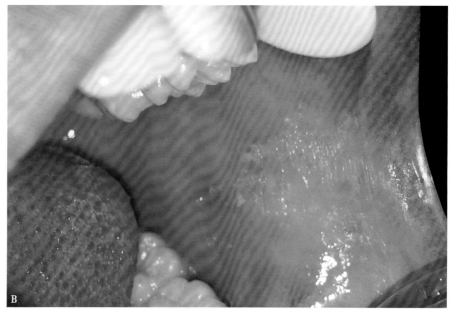

图 5-3-1　口腔白角化症

A. 右颊黏膜灰白色斑片，边界不清　　B. 左颊黏膜灰白色斑片，边界不清

诊断：口腔白角化症。

【病例解析】

1. 该病例的诊断依据是什么?

（1）双颊黏膜灰白色斑片，平伏，界限不清，不可拭去，触诊质地柔软，与周围正常黏膜无明显差异。平时喜食烫、辣等刺激性食物。

（2）病理学检查显示上皮过度角化，棘层增厚，上皮钉突伸长，固有层少量淋巴细胞浸润。

2. 该病例应与哪些疾病鉴别?

该病例在双颊黏膜的灰白色斑片不可拭去，应与可在口腔黏膜发生白色损害的疾病鉴别，如非糜烂型口腔扁平苔藓、盘状红斑狼疮、颊白线、白色水肿、咬颊症等。

（1）非糜烂型口腔扁平苔藓：口腔扁平苔藓在口腔黏膜上可出现白色斑块损害，但在斑块的周围或在其他部位的口腔黏膜上可发现珠光白色条纹（图 5-1-5）。

（2）盘状红斑狼疮：好发于下唇唇红，圆形或椭圆形红斑，中央凹陷似盘状，周围有放射状细短白纹，容易出血，可形成血痂。

（3）颊白线：位于双侧后牙咬合线对应的颊黏膜，呈前后走向的连续的白色或灰白色突起（图5-3-2）。

（4）白色水肿：位于颊黏膜咬合线附近，呈灰白色或乳白色半透明斑，柔软，拉展黏膜时白色可暂时消失或变淡（图5-3-3）。

（5）咬颊症：经常撕咬颊部致颊黏膜过度角化发白，表面呈脱屑样改变，有粗糙感（图5-3-4）。

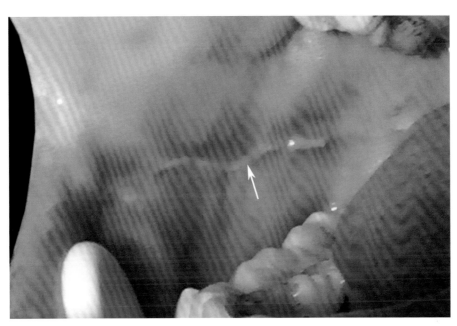

图 5-3-2　颊白线
右颊咬合区连续白线（箭头示）

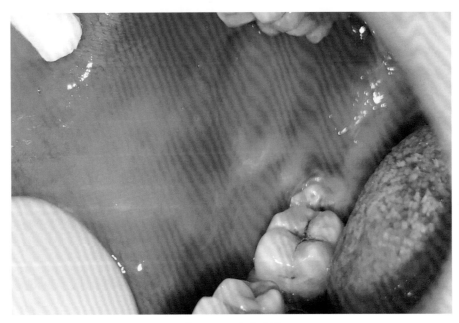

图 5-3-3　白色水肿
右颊白色薄纱状半透明斑，质地柔软

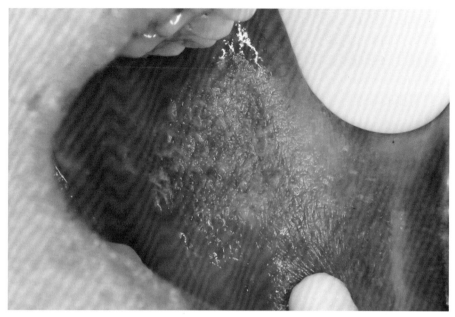

图 5-3-4 咬颊症

反复咬颊致左颊黏膜粗糙呈白色脱屑性改变

3. 该病还可发生在哪些部位? 哪些因素可以引起该病?

口腔白角化症除了颊部损害,还可发生在唇、舌、牙龈和腭部。在唇、舌、牙龈为白色或灰白色边界不清的斑块,无明显充血(图 5-3-5)。在腭部为弥散的灰白色斑块,上有红色小点,为腭腺开口(图 5-3-6)。

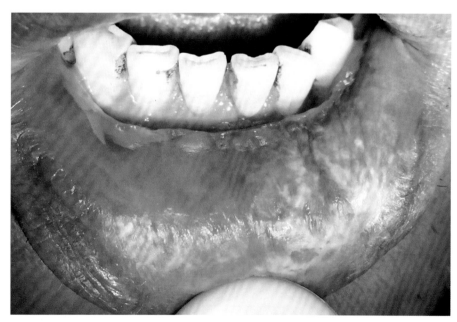

图 5-3-5 口腔白角化症

下唇左侧黏膜叼烟卷处白色斑块,略粗糙,与周围界限不清

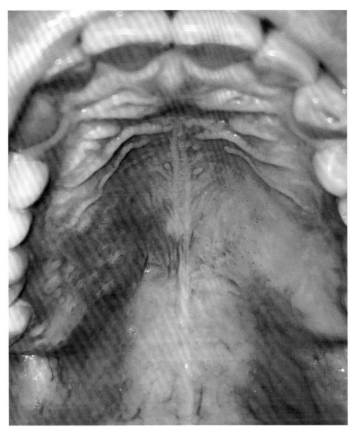

图 5-3-6 口腔白角化症（烟碱性口炎）
吸烟烟雾引起腭黏膜灰白色斑块，上可见红色点状腭腺开口

吸烟可引起该疾病，在腭部可称为烟碱性口炎（或尼古丁性口炎）。此外，也可因机械刺激如过锐的牙尖、不良修复体或残冠等引起局部黏膜角化增生，造成局部黏膜出现白色斑块。

4. 该疾病应如何治疗？

首先应去除局部刺激，如戒烟，避免进食过烫、过辣的食物，调磨过锐的牙尖，去除不良修复体等。如角化仍严重者，亦可局部使用去角化药物，如维A酸制剂等。

第四节 白 色 水 肿

【典型病例】

患者，男，34 岁。

主诉：偶然发现颊部颜色改变1周。

病史：1周前偶然发现颊部颜色改变，较以前白，无不适感，自行用"漱口水"（具体不详）漱口后，颜色无明显变化。否认系统性疾病史和药物过敏史。

检查：右颊部及舌右侧缘灰白色半透明、面纱样改变，有少量皱褶，质地柔软，弹性正常，无触痛，无溃烂和增生（图5-4-1）。

辅助检查：病理学检查显示上皮增厚，棘细胞内水肿，可见空泡性变。

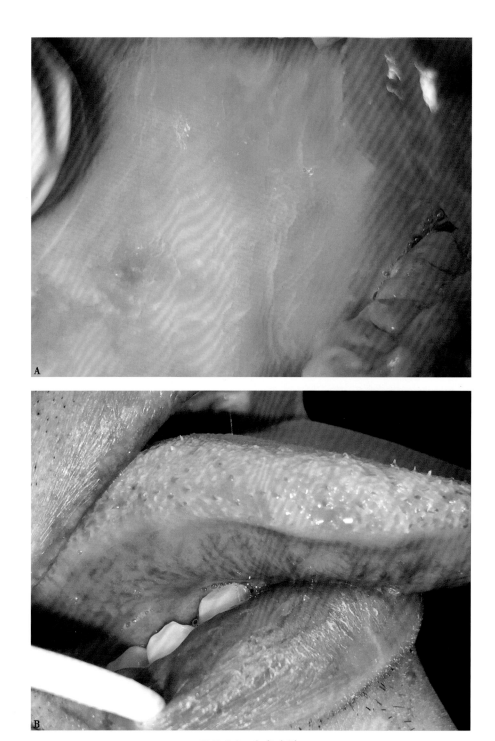

图 5-4-1　白色水肿

A. 右颊部灰白色面纱样改变, 有少量皱褶　B. 舌右侧缘灰白色面纱样改变

诊断: 白色水肿。

【病例解析】

1. 该病例的诊断依据是什么?

(1) 颊部及舌侧缘黏膜为灰白色透明、面纱样改变,有少量皱褶,质地柔软。

(2) 病理学检查显示上皮增厚,棘细胞内水肿,空泡性变。

2. 该病例应与哪些疾病鉴别?

该病例表现为颊黏膜的灰白色斑,应与有相似损害的白色海绵状斑痣、口腔白角化症鉴别。

(1) 白色海绵状斑痣:为原因不明的遗传性或家族性疾病,损害表现为灰白色的水波样皱褶(图 5-4-2),有珠光色,呈小滤泡状,柔软如海绵,可无痛去除皱褶,下为光滑的正常上皮。

(2) 口腔白角化症:为灰白色或白色边界不清的斑块或斑片,质柔软,拉展时白色无明显变化(图 5-3-1)。

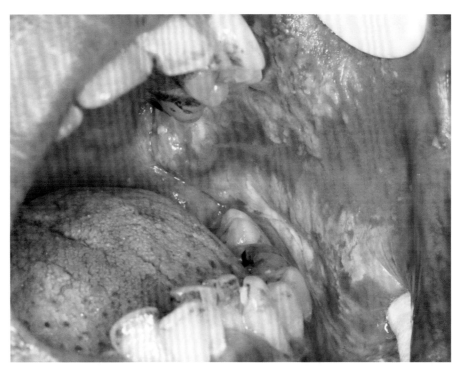

图 5-4-2　白色海绵状斑痣
左颊黏膜广泛珠光白色皱褶和斑块

第五节　口腔白斑病

【典型病例】

患者,女,55 岁。

主诉: 发现舌背白色斑块 2 个月。

病史: 2 个月前发现舌背白色斑块,用牙刷刷不掉。否认系统性疾病史和药物过敏史。

检查: 舌背白色斑块呈不规则形状,突出于黏膜表面,表面较粗涩,基底质软(图 5-5-1),舌体对称,活动正常。

辅助检查: 病理学检查显示(舌背)复层鳞状上皮乳头状增生,过度正角化,上皮钉突伸长变粗,轻度异型性,上皮下炎症细胞浸润。

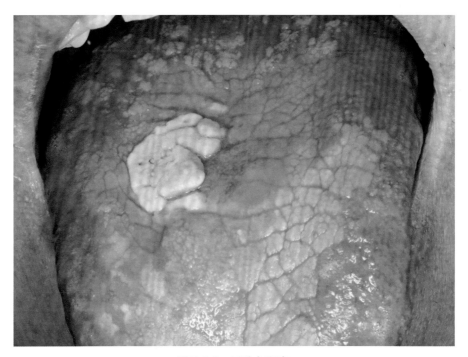

图5-5-1　口腔白斑病
舌背黏膜白色斑块，较粗涩，略隆起

诊断：口腔白斑病。

【病例解析】

1. 该病例的诊断依据是什么？

（1）舌背白色斑块，突出黏膜表面，表面较粗涩。

（2）病理学检查显示为复层鳞状上皮乳头状增生，过度正角化，上皮钉突伸长变粗，轻度异型性，上皮下炎症细胞浸润，符合白斑的特征。

2. 该病例应与哪些疾病鉴别？

该病例在舌背上有白色斑块损害，应与有相似损害的口腔扁平苔藓、口腔白角化症、白色海绵状斑痣、口腔黏膜下纤维性变、梅毒黏膜斑等鉴别。

（1）口腔扁平苔藓：发生在舌背的损害通常为椭圆形或圆形的云雾状的珠光白色斑块（图5-1-1），但在颊粘膜或其他黏膜处会伴有白纹损害。病理学表现为上皮多不全角化，基底层液化变性，固有层有密集的淋巴细胞，呈带状浸润。

（2）口腔白角化症：长期受机械或化学刺激，引起黏膜白色或灰白色斑块或斑片，边界不清，表面平滑，去除刺激后损害变薄或消失（图5-3-1）。病理学表现为上皮过度不全角化。

（3）白色海绵状斑痣：为原因不明的遗传性或家族性疾病，损害表现为灰白色的水波样皱褶，有珠光色，呈小滤泡状，柔软如海绵，可无痛去除皱褶，下为光滑的正常上皮（图5-5-2）。病理学表现为过度或不全角化，棘细胞增大，层次增多，结缔组织中有少量炎症细胞浸润。

（4）口腔黏膜下纤维性变：患者常有咀嚼槟榔史，黏膜呈苍白或灰白色，可扪及黏膜条索样损害，可引起张口受限，吞咽困难（图5-5-3）。病理学表现为结缔组织胶原纤维变性。

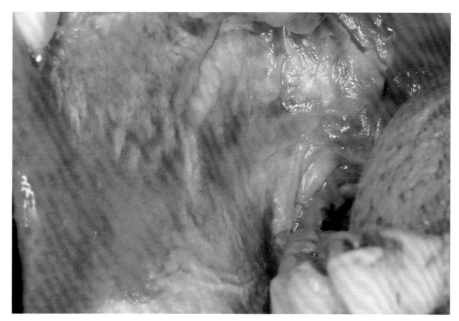

图 5-5-2　白色海绵状斑痣
右颊黏膜广泛珠光白色皱褶和斑块

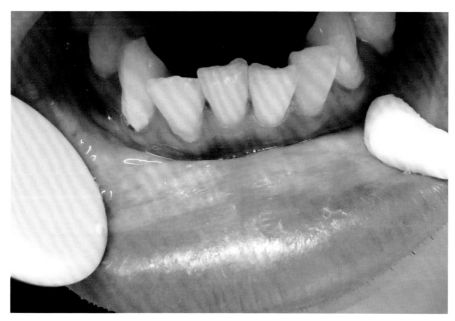

图 5-5-3　口腔黏膜下纤维性变
咀嚼槟榔致唇黏膜灰白色条索样损害，质韧

（5）梅毒黏膜斑：口腔黏膜呈灰白色、光亮而微隆的斑块，边界清楚（图5-5-4）。一般无自觉症状，若发生糜烂可有疼痛。梅毒血清学试验阳性。

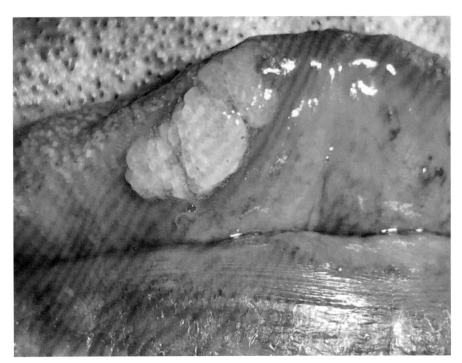

图 5-5-4　梅毒（黏膜斑）
舌黏膜无痛性灰白色斑块，微隆

3. 口腔白斑病有哪些分型和临床表现？

口腔白斑病分为均质型和非均质型。均质型包括斑块状和皱纸状，非均质型包括颗粒状、溃疡状和疣状。斑块状白斑病舌部多见，表面粗涩，边界清楚，周缘黏膜正常（图5-5-5）。皱纸状白斑病多见于口底或舌腹部，也可见于颊部，表面皱纸状，周围黏膜正常（图5-5-6）。颗粒状白斑病多见于口角区颊黏膜及舌侧缘，白色损害呈颗粒状突起，损害区黏膜充血，患者可有刺痛感（图5-5-7）。溃疡状白斑病在白斑基础上出现溃疡，质稍硬，常伴有疼痛（图5-5-8）。疣状型白斑病呈现灰白色，突出于黏膜，表面粗糙呈刺状、绒毛状或疣状突起，质稍硬（图5-5-9）。

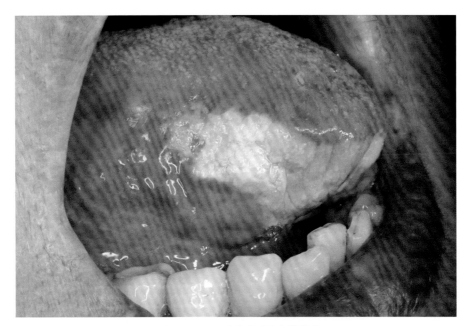

图 5-5-5　口腔白斑病（斑块状）
舌右缘黏膜白色斑块，粗涩略隆起

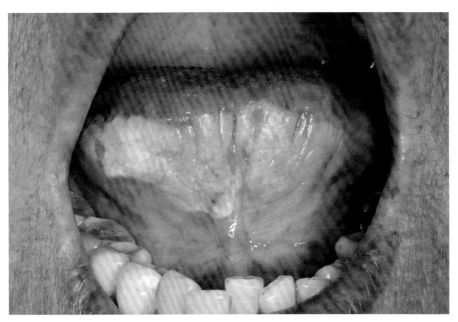

图 5-5-6　口腔白斑病（皱纸状）
舌腹部黏膜皱纸状白色斑块，微隆

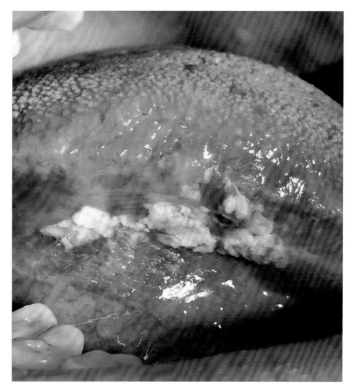

图 5-5-7 口腔白斑病（颗粒状）

舌右侧黏膜颗粒状白色斑块，粗涩略隆

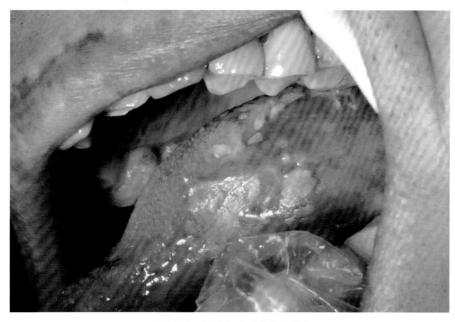

图 5-5-8 口腔白斑病（溃疡状）

舌左侧黏膜非均质白色斑块，伴萎缩、溃疡

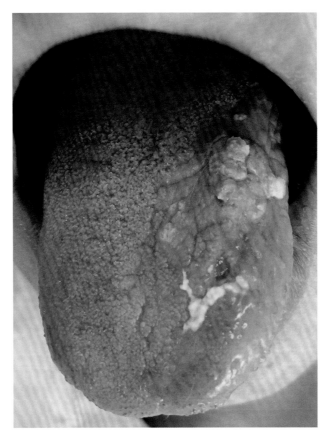

图 5-5-9　口腔白斑病(疣状)
舌背黏膜粗涩白色斑块伴疣状隆起

4. 该病例会癌变吗?

口腔白斑病不是癌,但属于口腔癌前病变,属于潜在恶性疾患范畴。该患者为中年女性,病变发生在舌背,病理学检查发现细胞有轻度异型性,提示该病例有一定癌变风险,应定期复查,密切观察病变的发展,如继续进展为黏膜上皮中、重度异常增生,应考虑行手术根治。

5. 哪些情况下口腔白斑病具有癌变倾向?

口腔白斑病在下列情况时具有癌变倾向:年龄 60 岁以上,发病时间长,长期大量吸烟,不吸烟女性发病部位为口底、舌腹、舌根、磨牙后垫、软腭及口角内侧等,疣状、颗粒状、溃疡状白斑病伴念珠菌感染或有刺激痛或自发痛等,这些均应及时活检,以排除癌变。如病理结果显示伴有上皮异常增生,程度越重者越易恶变。

6. 该疾病应如何治疗?

全身和局部联合应用抗角化药物及防止癌变的药物,注意控制白色念珠菌感染,局部黏膜应避免物理及化学刺激,定期随访,密切观察,必要情况下考虑手术治疗。

第六节　盘状红斑狼疮

【典型病例】

患者,男,47岁。

主诉: 下唇发白偶伴溃烂疼痛3年。

病史: 3年前下唇发白,有时溃烂疼痛,遇日晒加重,病情时轻时重,曾在外院就诊,给予"维生素和消炎药物"治疗,效果不明显。有糖尿病史,目前血糖控制良好。否认药物过敏史。

检查: 下唇红盘状损害,中央充血,周边绕以放射状细短白纹,损害边缘超出唇红缘,与唇周皮肤界限不清,触诊基底质软(图5-6-1)。

辅助检查: 病理学检查显示上皮过度不全角化,棘层萎缩变薄,基底细胞层液化变性,固有层毛细血管扩张,血管内玻璃样血栓,血管周围炎症细胞浸润。

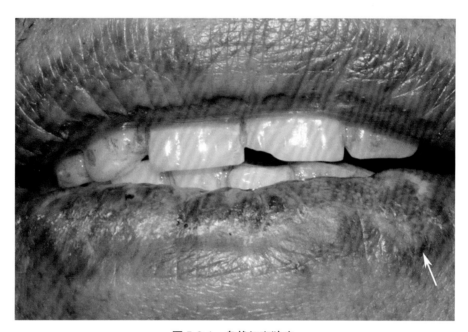

图5-6-1　盘状红斑狼疮
下唇红部盘状损害伴充血,绕以放射状白纹,与唇周皮肤界限不清(箭头示)

诊断: 盘状红斑狼疮。

【病例解析】

1. 该病例的诊断依据是什么?

(1)下唇唇红盘状充血肿胀,上有白纹,周边绕以放射状细短白纹,损害超出唇红缘,与周围皮肤界限不清。

(2)病理学检查显示上皮过度不全角化,棘层萎缩变薄,基底细胞层液化变性,固有层毛细血管扩张,血管内玻璃样血栓,血管周围炎症细胞浸润。

2. 该病例应与哪些疾病鉴别?

该病例唇部损害以白纹为主,应与有相似损害的口腔扁平苔藓、白癜风鉴别。

(1)口腔扁平苔藓:下唇为不规则白纹,损害不超出唇红缘(图5-6-2),通常除下唇白纹外,在颊黏膜上可见对称性白色网纹。

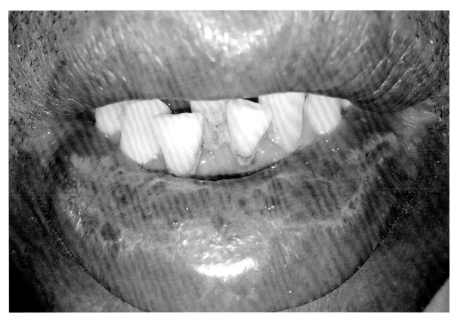

图 5-6-2　口腔扁平苔藓
下唇黏膜珠光白色斑纹伴充血

（2）白癜风：唇红黏膜和（或）口周皮肤出现浅白色的斑块，与正常皮肤分界清楚，无充血糜烂，无疼痛（图 5-6-3）。

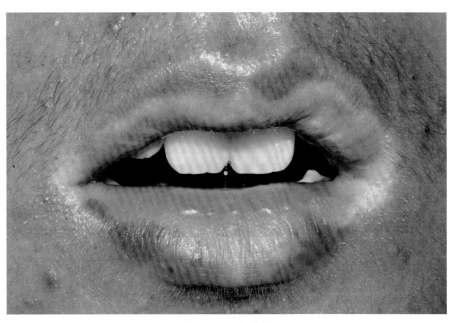

图 5-6-3　白癜风
唇黏膜色素脱失斑

3. 该病例的病因是什么？

可能为自身免疫性疾病，病因不明，相关因素为遗传、日晒、感染、内分泌障碍、寒冷刺激、精神紧张和药物等。该病例遇日晒加重，所以日晒为该患者的诱发和损害加重因素之一。

4. 该病除口腔表现外，还有哪些临床表现？

该病除口腔表现外还可伴有皮肤损害，好发于头面部外露部位，面部形成蝴蝶斑，耳郭损害似冻疮状，皮肤表面有鳞屑状角质栓，四周可有色素沉着（图5-6-4）。

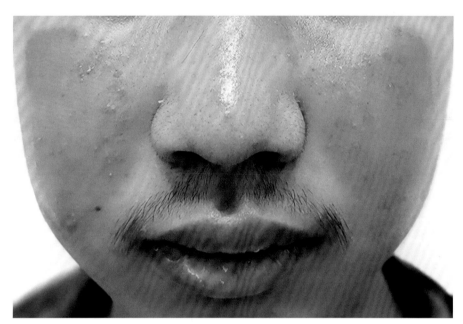

图 5-6-4 盘状红斑狼疮
面部皮肤蝶红斑

5. 该病例的治疗原则是什么？

尽量避免日光照射，避免寒冷刺激，避免食用光敏性食物，如芥菜、芹菜、胡萝卜、无花果等。局部可使用糖皮质激素和抗生素，以及抗角化药物等。全身治疗可使用羟氯喹、雷公藤多甙、糖皮质激素等免疫抑制剂。保证充足的休息与睡眠，保持身心健康，清淡饮食。

第七节　口腔黏膜下纤维性变

【典型病例】

患者，男，27岁。

主诉：张口困难1年。

病史：1年前在湖南工作时，随当地人养成嚼槟榔习惯，后逐渐感觉嘴里有"筋"牵扯，无法张大口，不伴有明显疼痛，不影响言语。有吸烟嗜好，每日1包。否认系统性疾病史及药物过敏史。

检查：下唇红内侧黏膜、双颊和腭黏膜及磨牙后垫区黏膜可见多处白色条索状改变，触诊质地较硬，张口轻度受限（图5-7-1）。

辅助检查：病理学检查显示结缔组织胶原纤维变性，上皮细胞空泡变性，上皮下方炎症细胞浸润。

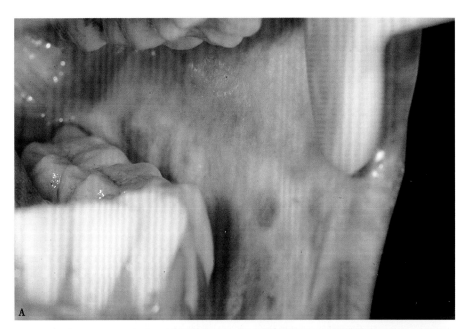

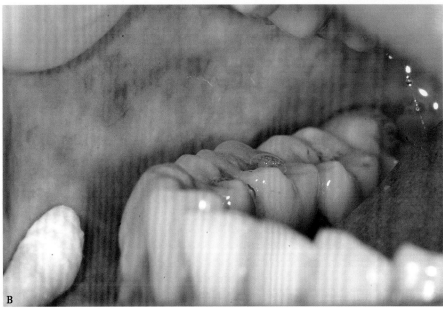

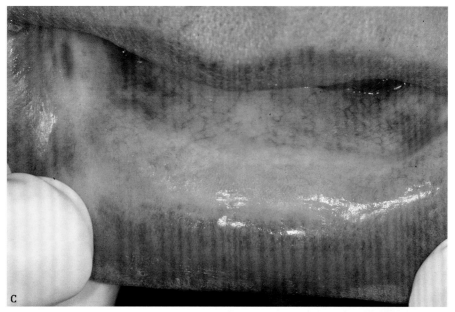

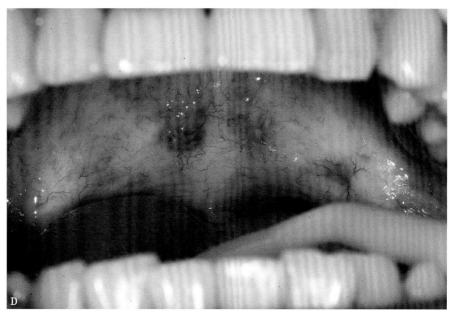

图 5-7-1 口腔黏膜下纤维性变
A. 左颊白色质硬条索 B. 右颊白色质硬条索
C. 下唇红白色损害质硬 D. 腭黏膜白色损害质硬

诊断： 口腔黏膜下纤维性变。

【病例解析】

1. 该病例的诊断依据是什么？

（1）有长期咀嚼槟榔史。

（2）下唇红内侧黏膜、双颊和腭黏膜及磨牙后垫区黏膜可见白色条索状改变，触诊质地较硬，张口受限。

（3）病理学检查结果示结缔组织胶原纤维变性，上皮细胞空泡变性，上皮下方炎症细胞浸润。

2. 该病例应与哪些疾病鉴别？

该病例口腔黏膜出现白色斑纹损害，应与具有相似损害的口腔扁平苔藓、口腔白角化症、口腔白斑病鉴别。

（1）口腔扁平苔藓：黏膜损害呈白色斑块或条纹改变，可伴有充血、糜烂，质软，无纤维条索状改变，无张口受限（图 5-7-2）。病理学表现为上皮过角化，固有层炎症细胞带状浸润。

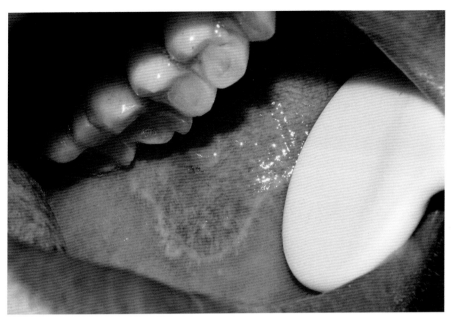

图 5-7-2　口腔扁平苔藓
颊黏膜白色斑块，质软

（2）口腔白角化症：表现为灰白色或淡白色斑块，质软，无纤维条索状损害，无张口受限和功能障碍，局部可见机械或化学刺激因素存在，去除相关因素后，损害可减轻或消失（图 5-3-1）。

（3）口腔白斑病：口腔黏膜白色斑块，触之较软，无纤维条索损害，不伴张口受限和功能障碍（图 5-7-3）。病理学检查可鉴别，口腔白斑病往往伴有上皮异常增生。

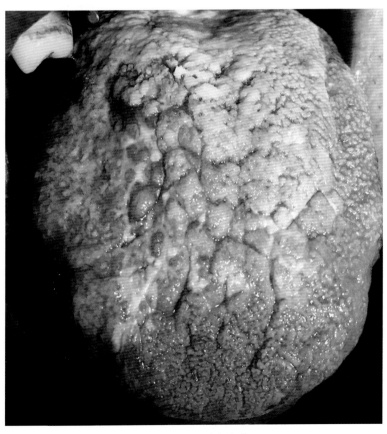

图 5-7-3　口腔白斑病
舌背白色斑块，粗涩微隆起，部分区域呈颗粒状

3. 该病例的病因是什么?

咀嚼槟榔为其主要致病因素。大量研究表明,槟榔提取物及槟榔碱在其发病机制中起重要作用。

4. 该疾病应如何治疗?

(1)口腔健康宣教,停止嚼食槟榔,戒烟。

(2)局部治疗:糖皮质激素类、干扰素、透明质酸酶等药物局部注射治疗。

(3)中药治疗:活血化瘀药物。

(4)应行张口训练,若张口受限严重,可行手术治疗,切除或松解磨牙后垫区黏膜纤维条索,皮瓣修复缺损。

第八节　慢性增殖性念珠菌病

【典型病例】

患者,男,40岁。

主诉:发现舌背有疙瘩1周。

病史:1周前发现舌背长疙瘩,无疼痛不适,不影响言语。否认系统性疾病史及药物过敏史。

检查:舌背中央中后份局限性白色斑块,由小片颗粒状突起构成,形状不规则,无充血、糜烂(图5-8-1)。

辅助检查:涂片镜检显示真菌孢子及菌丝。

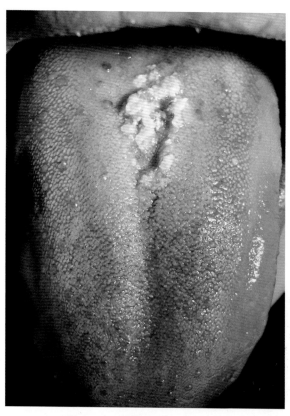

图5-8-1　慢性增殖性念珠菌病

舌背中后份局限性白色斑块,由小片颗粒状突起构成

诊断：慢性增殖性念珠菌病。

【病例解析】

1. 该病例的诊断依据是什么？

（1）舌背中后份局限性白色斑块，由小片颗粒状突起构成，形状不规则，无充血糜烂。

（2）辅助检查：涂片镜检发现真菌孢子及菌丝。

2. 该病例的病因是什么？

白色念珠菌感染，菌丝深入到黏膜内，引起黏膜上皮增生。

3. 该病例的治疗原则是什么？

局部或全身使用抗真菌药物，如用药得当，该白色病损短期内即可消退恢复正常。

第九节　梅　毒

【典型病例】

患者，男，50 岁。

主诉：舌腹白斑 3 周。

病史：3 周前不明原因出现舌腹部灰白色斑块，无明显疼痛。有不洁性生活史。无系统性疾病史及药物过敏史。

检查：舌腹部椭圆形光亮微隆的灰白斑块，质软，界清，无压痛。鼻前庭无痛性溃疡，微隆，上覆黄痂（图 5-9-1）。可触及肿大的下颌下淋巴结。

辅助检查：梅毒血清学检查快速血浆反应素环状卡片试验（RPR）(+)，梅毒螺旋体血凝试验（TPHA）(+)。

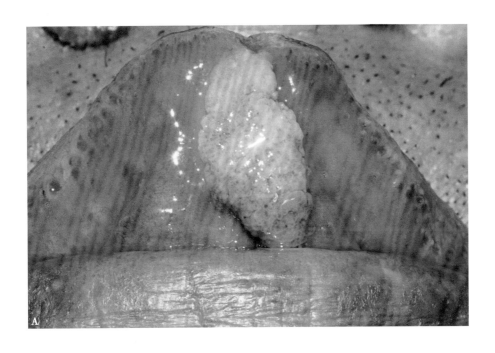

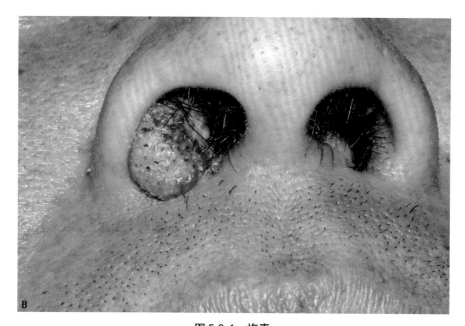

图 5-9-1 梅毒
A. 舌腹部灰白色无痛性黏膜斑,略隆起 B. 鼻前庭无痛性溃疡,微隆上覆黄痂

诊断: 梅毒(二期)。

【病例解析】

1. 该病例的诊断依据是什么?

(1)不洁性接触史。

(2)口腔无痛性灰白色、光亮而微隆的斑块,伴发鼻前庭无痛性溃疡。

(3)梅毒血清学试验 RPR、TPHA 均为阳性。

2. 该疾病的自然病程是怎样的?

梅毒黏膜斑以唇、舌部最多见,损害为灰白色、光亮而微隆的斑块,圆形或椭圆形(图 5-9-2~图 5-9-4)。梅毒黏膜斑与梅毒黏膜炎同属二期梅毒,在之前该病例经历过一期梅毒,即硬下疳和淋巴结肿大。若患者不治疗或者治疗不充分,经过 3~4 年的潜伏期,可能会发生三期梅毒,口腔常表现为树胶肿、梅毒性舌炎和舌白斑,皮肤损害主要为结节性梅毒疹和树胶肿。

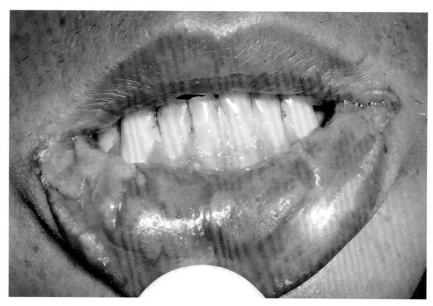

图 5-9-2 梅毒
唇红部灰白色微隆无痛性黏膜斑

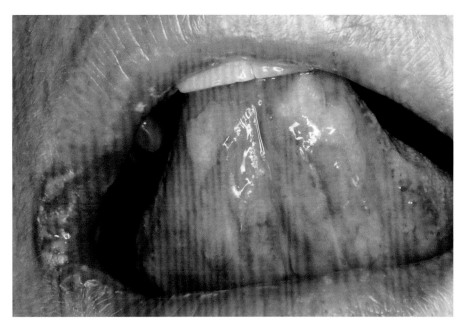

图 5-9-3　梅毒
舌腹部灰白色无痛性黏膜斑伴口角区黏膜炎

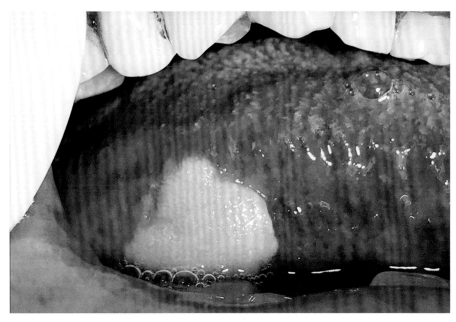

图 5-9-4　梅毒
舌右侧缘无痛性灰白色黏膜斑

3. 该病的病因是什么？传播途径有哪些？

　　该病是由梅毒螺旋体引起的一种慢性性传播疾病，人是梅毒的唯一传染源。先天梅毒通过胎盘传播，后天梅毒主要通过性接触传播，或通过接触带有梅毒螺旋体的内衣、被褥、医疗器械及哺乳等传播。

4. 若口腔发生疑似梅毒损害，该如何进一步确诊？

　　若发现有口腔梅毒的疑似临床表征，应进一步询问病史，特别是应明确是否有不洁性接触史、梅毒感染史、输血史等，并进行梅毒血清学试验。需要注意的是，一期梅毒早期血清学试验可能呈现阴性，不能仅凭一次阴性结果而完全排除梅毒诊断的可能。

【综合述评】

白色斑纹是口腔黏膜上的线状白色、灰白色条纹，不突出或略隆起于黏膜表面，白纹可呈网状、树枝状、环状或半环状。白色斑块是口腔黏膜上稍隆起而坚实的病损，界限清楚，大小不等，为白色或灰白色，表面比较光滑或粗糙。本章介绍了以白色斑纹和斑块为主要损害的 9 种疾病，包括口腔扁平苔藓、苔藓样损害、口腔白角化症、白色水肿、口腔白斑病、盘状红斑狼疮、口腔黏膜下纤维性变、慢性增殖性念珠菌病和梅毒。但这并不能涵盖有此类临床损害的全部疾病，仍有一些口腔黏膜疾病也会出现白色斑纹、斑块的损害，如白色海绵状斑痣、颊白线、咬颊症、白癜风等。需要注意的是，口腔黏膜白色斑纹或斑块损害有时会伴有充血、糜烂、结痂等损害。

发生白色斑纹和白色斑块的疾病种类较多，各种疾病口腔表征非常相似，容易混淆，对于本章出现的 9 种疾病的鉴别诊断归纳总结如下（表 5-9-1）。

表 5-9-1　以白色斑纹和白色斑块为主要损害的疾病的鉴别诊断

疾病	病因	诊断要点
口腔扁平苔藓（oral lichen planus）	病因不明，可能与精神、内分泌、免疫和感染等因素有关	1. 珠光白色丘疹和白色网纹 2. 多发生于双颊黏膜，可伴充血、糜烂 3. 病理学表现主要为上皮过度角化、基底细胞液化变性和固有层淋巴细胞带状浸润
苔藓样损害（lichenoid lesion）	局部刺激或药物引起	1. 珠光白色丘疹和白色网纹，可伴充血糜烂 2. 损害与对应牙相应的银汞合金或金属修复体接触，或有某些药物接触史，与移植物抗宿主反应相关 3. 去除刺激物或停用药物后，短期内损害明显减轻或消失
口腔白角化症（oral leukokeratosis）	吸烟，局部刺激，进食辛辣食物	1. 灰白色斑块，质软 2. 常有局部刺激因素，如吸烟，去除刺激因素后，白色斑块明显好转或消失
白色水肿（leukoedema）	病因不明	1. 位于咬合线附近，半透明的灰白色斑，质软 2. 黏膜拉展时白色可暂时消失
口腔白斑病（oral leukoplakia）	可能与吸烟、念珠菌感染、免疫缺陷有关	1. 白色斑块略突出于黏膜表面，表面粗涩，质稍硬 2. 去除局部因素后病损无明显好转 3. 病理学表现上皮过度角化，棘层增生，常伴有上皮异常增生
盘状红斑狼疮（discoid lupus erythematosus）	为自身免疫性疾病，相关因素为遗传、日晒、感染、内分泌障碍、冷刺激、精神紧张和药物等	1. 下唇唇红黏膜为好发部位 2. 圆形或椭圆形红斑，中央凹陷似盘状，可伴糜烂，绕以放射状细短白纹，损害可超出唇红缘，与唇周皮肤界限不清
口腔黏膜下纤维性变（oral submucous fibrosis）	病因不明，相关因素为咀嚼槟榔、喜食辣椒、大量吸烟、饮烈性酒、免疫紊乱、遗传因素等	1. 口腔黏膜为苍白色或灰白色 2. 有灼烧感，疼痛，味觉减退，口干，唇舌麻木，张口受限，吞咽困难 3. 在黏膜下可扪及较韧或硬的纤维条索 4. 病理学表现为上皮纤维化，空泡变性
慢性增殖性念珠菌病（chronic hyperplastic candidosis）	念珠菌感染，机体免疫力降低，长期用抗生素、免疫抑制剂等	1. 白色斑块，形状不规则 2. 无充血糜烂，不能拭去 3. 涂片镜检发现念珠菌菌丝和孢子
梅毒（syphilis）	梅毒螺旋体感染	1. 硬下疳，梅毒黏膜炎或黏膜斑 2. 梅毒血清学试验阳性

【诊断流程图】

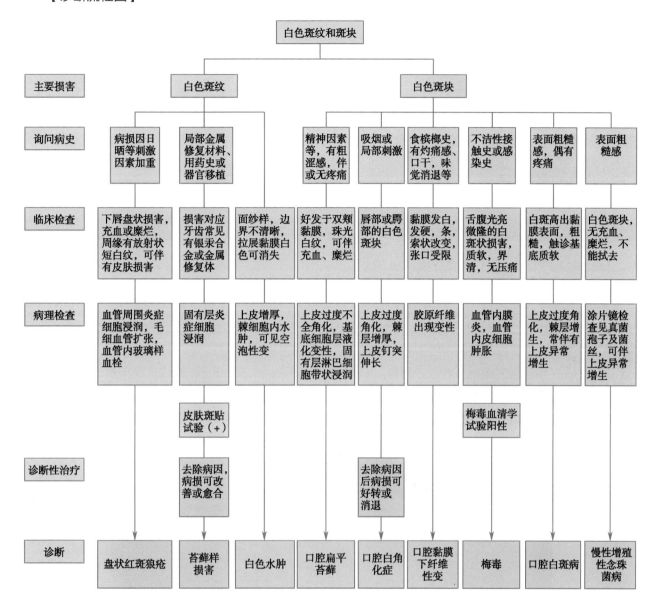

主要损害	白色斑纹	白色斑块

诊断：盘状红斑狼疮　苔藓样损害　白色水肿　口腔扁平苔藓　口腔白角化症　口腔黏膜下纤维性变　梅毒　口腔白斑病　慢性增殖性念珠菌病

第六章 红色斑、斑片及萎缩

第一节 口腔红斑病

【典型病例】

患者, 男, 50 岁。

主诉: 发现舌左缘红斑 1 个月。

病史: 1 个月前发现舌左缘红斑, 无疼痛不适感, 舌活动正常, 不影响言语及进食, 曾自行购买漱口水漱口 1 周, 但红斑一直未见消退。否认系统性疾病史和药物过敏史。

检查: 舌左缘黏膜天鹅绒样鲜红色斑块, 面积约 10mm×5mm, 表面光滑, 触诊基底部质软 (图 6-1-1)。

辅助检查: 病理学检查显示黏膜上皮萎缩, 上皮钉突伸长, 固有层毛细血管扩张, 上皮轻度异常增生。

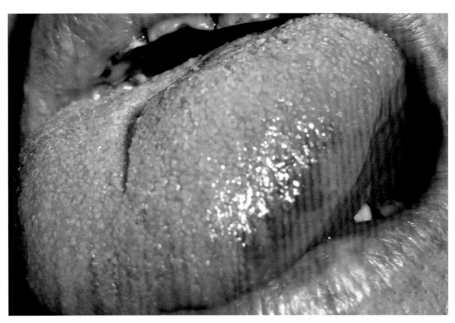

图 6-1-1 口腔红斑病
舌左缘黏膜无痛性鲜红色天鹅绒样斑块

诊断: 口腔红斑病。

【病例解析】

1. 该病例的诊断依据是什么?

(1) 舌左缘天鹅绒样鲜红色斑块, 表面光滑。

（2）病理学检查显示黏膜上皮萎缩，上皮钉突伸长，固有层毛细血管扩张，上皮轻度异常增生。

2. 该病例应与哪些疾病鉴别?

该病例应与具有相似损害的口腔扁平苔藓、萎缩性舌炎及接触性口炎鉴别。

（1）口腔扁平苔藓：损害部位有充血时可与之类似，但口腔扁平苔藓同时伴有白色斑纹损害，且损害常左右对称（图6-1-2）。

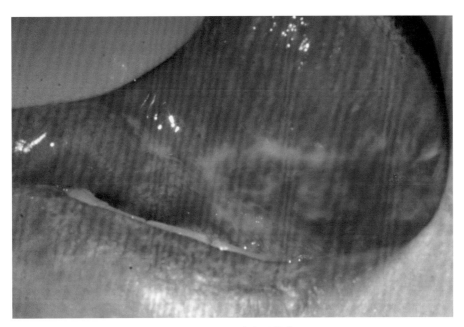

图 6-1-2　口腔扁平苔藓
舌左侧黏膜白纹伴充血

（2）萎缩性舌炎：患者常有贫血等慢性消耗性疾病，如缺乏维生素 B_{12} 引起的巨幼细胞性贫血，舌黏膜可呈红斑状改变（图6-1-3），可伴有口干、烧灼感，舌部及口腔黏膜疼痛等。严重时舌背光滑无舌苔，呈镜面舌。可伴味觉异常或丧失。

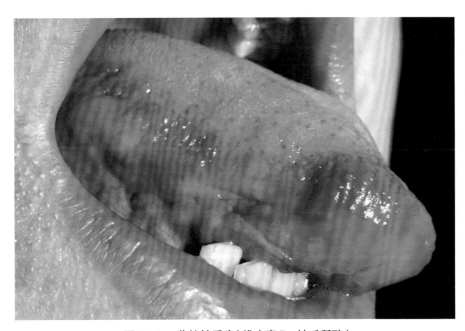

图 6-1-3　萎缩性舌炎（维生素 B_{12} 缺乏所致）
舌右侧黏膜红斑状损害伴疼痛

（3）接触性口炎：接触变应原后，经过 2～3 日才出现口腔局部黏膜充血水肿，或形成红斑，重者发生水疱、糜烂或溃疡，甚至组织坏死，表面渗出形成假膜覆盖（图 6-1-4）。除去变应原后，病变可于 1～2 周好转。

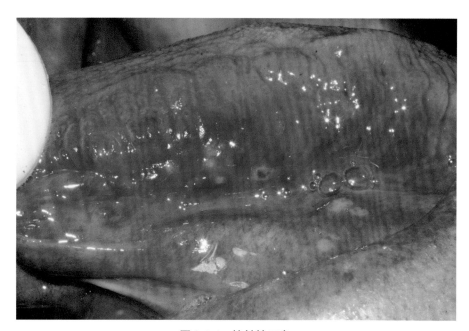

图 6-1-4　接触性口炎
接触变应原后舌左侧黏膜红斑、水疱、糜烂

3. 口腔红斑病还可累及哪些部位？

除舌缘黏膜外，口腔红斑病还可累及龈、龈颊沟、口底、舌腹、腭部、磨牙后垫、唇或颊黏膜（图 6-1-5，图 6-1-6）。

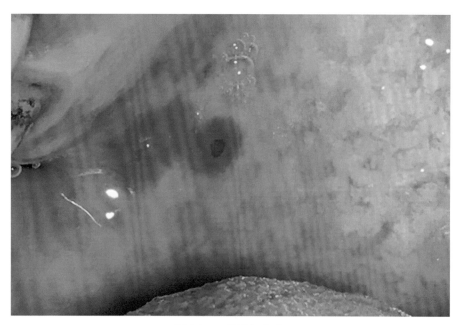

图 6-1-5　口腔红斑病
腭黏膜红斑

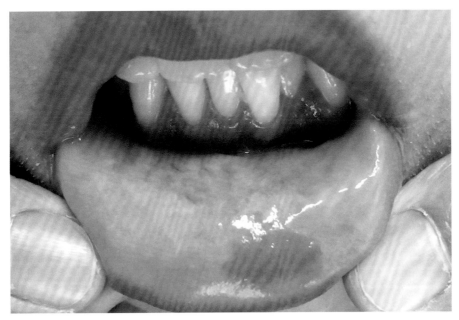

图 6-1-6　口腔红斑病
下唇红黏膜红斑

4. 该疾病应如何治疗?

由于红斑为癌前病变,该病一经确诊后,应立即手术切除,或采用光动力治疗。术后仍需密切观察,去除可能的致病因素,如戒烟酒及避免摄入过烫及刺激性食物等。

第二节　急性红斑型念珠菌病

【典型病例】

患者,男,46 岁。

主诉: 舌头发红半个月。

病史: 1 个月前因感冒发烧,连续服用头孢类抗生素 2 周,半个月前发现舌头发红,疼痛不适,尤其在进食刺激性食物及较烫的食物时疼痛加重。胃癌根治术后 10 年。1 个月前曾行全身体检未见明显异常,否认其他系统性疾病史和药物过敏史。

检查: 舌背乳头大面积萎缩,黏膜呈红色,伴有双侧口角皲裂(图 6-2-1)。

辅助检查: 涂片检查检出真菌孢子和菌丝。

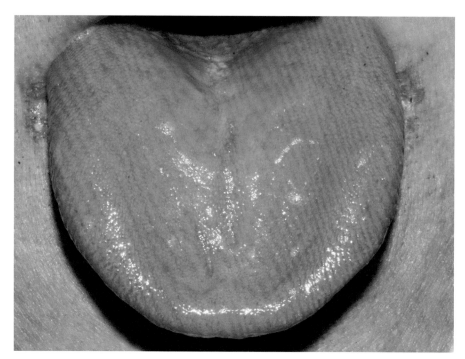

图 6-2-1　急性红斑型念珠菌病
舌背黏膜短期内大面积萎缩伴双侧口角皲裂

诊断：急性红斑型念珠菌病。

【病例解析】

1. 该病例的诊断依据是什么？

（1）连续 2 周服用头孢类抗生素史。

（2）急性起病，短期内出现舌背大面积乳头萎缩，黏膜呈红色，伴有双侧口角皲裂。

（3）涂片检查检出真菌孢子和菌丝。

2. 该疾病的发病原因是什么？

该疾病的发病原因是连续服用抗生素类药物后引起菌群失调，导致口腔念珠菌感染。口腔念珠菌感染多见于全身消耗性疾病，如糖尿病、营养不良、贫血、白血病等以及 HIV 感染者，或因系统性疾病长期应用抗生素、糖皮质激素者。

3. 除了上述表现，急性红斑型念珠菌病还有哪些表现？

急性红斑型念珠菌病除了上述临床表现，还可在颊部、腭部黏膜出现弥散性红斑，可同时伴有假膜（图 6-2-2）。患者可伴有口干、味觉异常、疼痛及烧灼不适感。

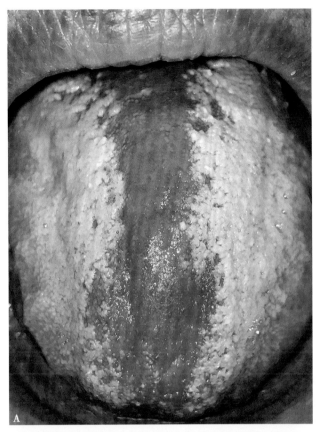

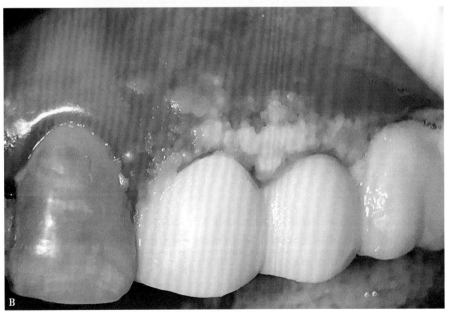

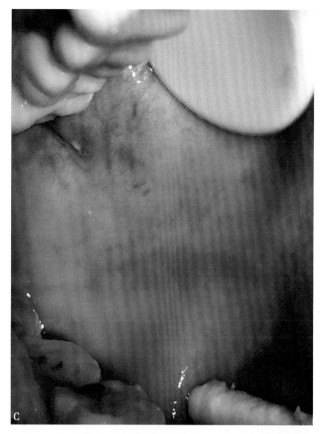

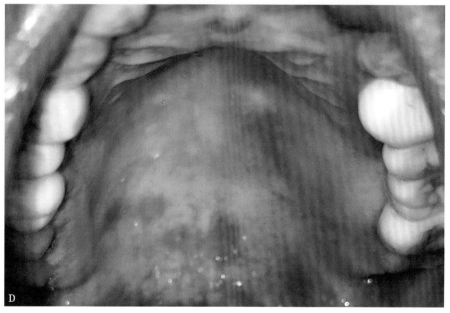

图 6-2-2 急性红斑型念珠菌病
A. 舌乳头部分萎缩 B. 牙龈白色凝乳状假膜，用力可拭去 C. 颊部红斑 D. 腭部红斑

4. 该疾病应如何治疗?

    首先应立即停止使用抗生素，局部抗真菌治疗，可用 2%～4% 碳酸氢钠溶液含漱或制霉菌素混悬液涂布。病情严重时可考虑联合全身使用抗真菌药物，如氟康唑或伊曲康唑等。该类疾病应增强机体的抵抗能力，如有全身系统性疾病应同时积极治疗。

第三节 慢性红斑型念珠菌病

【典型病例】

患者,男,60岁。

主诉: 腭部疼痛不适1年。

病史: 1年半前行上颌义齿修复,晚上常戴义齿过夜,1年前感上腭疼痛不适,曾服用"消炎药物"治疗,无明显好转,现感疼痛加重。

检查: 上颌半口义齿修复,腭部大面积基托覆盖,摘下义齿后,可见义齿承托区黏膜充血发红(图6-3-1)。否认系统性疾病史和药物过敏史。

辅助检查: 涂片检查可见真菌孢子和菌丝。

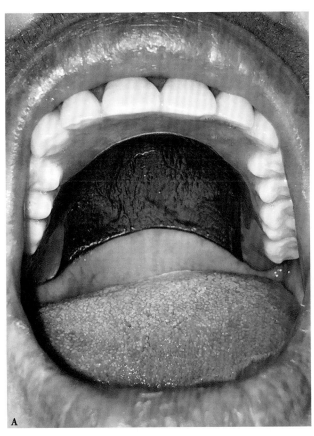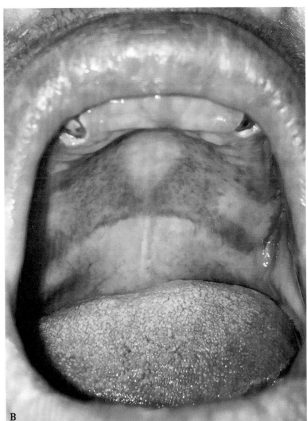

图6-3-1 慢性红斑型念珠菌病
A. 腭部基托及上颌义齿 B. 腭部义齿承托区黏膜充血发红

诊断: 慢性红斑型念珠菌病。

【病例解析】

1. 该病例诊断的依据是什么?

(1)患者为老年人,行大面积义齿修复。

(2)义齿承托区黏膜充血发红。

(3)涂片检查可见真菌孢子和菌丝。

2. 该病的常见诱因是什么？还有哪些临床表现？

该病的常见诱因是配戴可摘活动义齿，清洁不当，加上年老体弱造成真菌感染。临床上损害部位黏膜呈亮红色水肿，或有黄白色的条索状或斑点状假膜，有的患者可伴有口角炎、唇炎或腭部的乳突状增生。

3. 该疾病应如何预防？

义齿清洁不佳造成念珠菌感染是该病的主要致病原因。预防措施是进食后将义齿取下清洗，并常用义齿清洁片浸泡清洗。

第四节　萎缩性舌炎

【典型病例】

患者，女，73岁。

主诉：舌部疼痛不适2年余。

病史：2年来舌部疼痛不适，近半年逐渐加重，影响进食、言语及睡眠。曾服用"消炎药物及维生素C"，局部用"西瓜霜"治疗，均未见明显好转。否认系统性疾病史和药物过敏史。

检查：舌背、舌腹及舌两侧缘黏膜可见红斑状改变，舌背舌乳头大面积萎缩（图6-4-1）。

辅助检查：血常规检查示红细胞计数 $2.84 \times 10^{12}/L\downarrow$，平均红细胞体积 $120.4fL\uparrow$，红细胞比容 $0.34\downarrow$，血清维生素 $B_{12} < 22.14pmol/L\downarrow$。

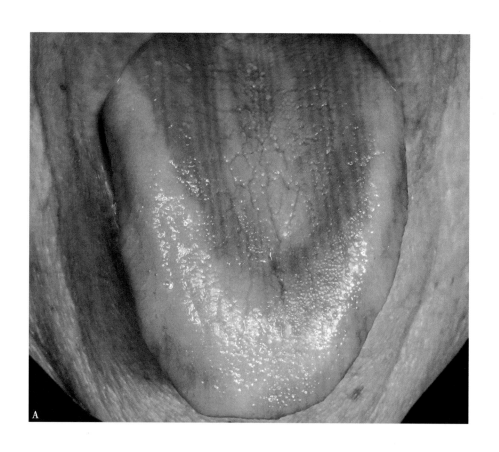

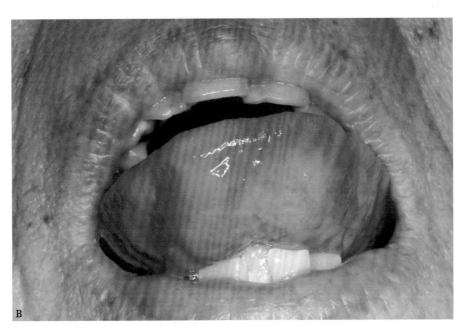

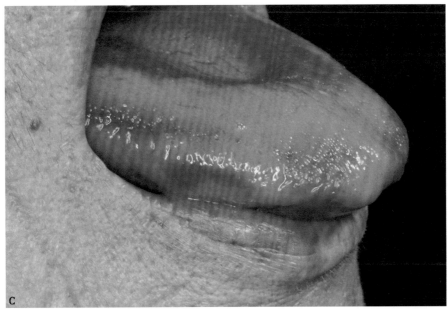

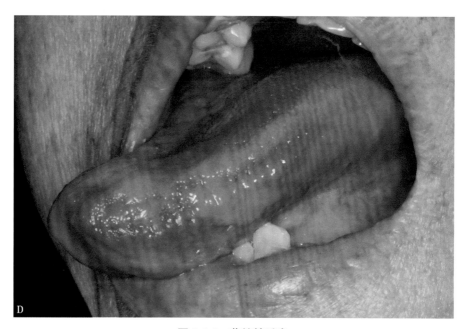

图 6-4-1　萎缩性舌炎
A. 舌背片状红斑伴舌乳头萎缩　B. 舌腹片状红斑
C. 舌右侧缘片状红斑　D. 舌左侧缘片状红斑

诊断： 萎缩性舌炎（正色素性大细胞贫血相关）。

【病例解析】

1. 该病例的诊断依据是什么？

（1）慢性病程。

（2）舌背、舌腹及两侧舌缘可见片状红斑，舌背舌乳头萎缩，伴有舌部疼痛。

（3）血常规：红细胞计数 $2.84×10^{12}/L↓$，平均红细胞体积 120.4fL↑，红细胞比容 0.34↓。

（4）血清维生素 B_{12} < 22.14pmol/L↓。

2. 该病例应与哪些疾病鉴别？

该病例舌背黏膜损害为红斑、萎缩，应与具有相似损害的地图舌和正中菱形舌炎鉴别。

（1）地图舌：舌黏膜地图状改变，可有多处中央区舌乳头萎缩微凹，呈红斑状，其周边舌乳头增厚略隆，呈黄白色条带状或弧线状（图 6-4-2）。病损可持续存在或有时消退，或形状、位置变化不固定，具有游走性的特点。病损多在舌前 2/3 游走，一般不越过人字沟。

（2）正中菱形舌炎：损害的位置和形状具有特征性，位于轮廓乳头前方，舌背正中后 1/3 处，呈前后为长轴的菱形，或近似菱形的长椭圆形，色红，舌乳头萎缩，表面光滑或伴有颗粒（图 6-4-3）。

3. 除了本病例的表现外，正色素性大细胞贫血导致的萎缩性舌炎还有哪些表现？

除了本病例的表现外，正色素性大细胞贫血导致的萎缩性舌炎还可伴发牙龈、颊部、腭部等部位的红斑状改变（图 6-4-4）。

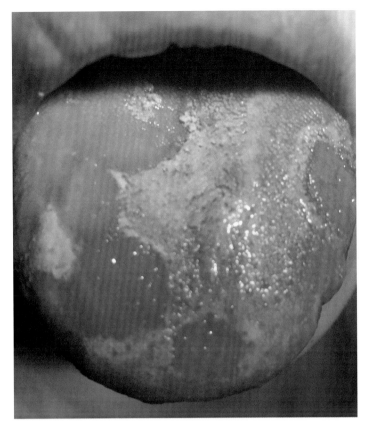

图 6-4-2 地图舌
舌背舌乳头呈地图状,中央区萎缩发红,周边区微隆

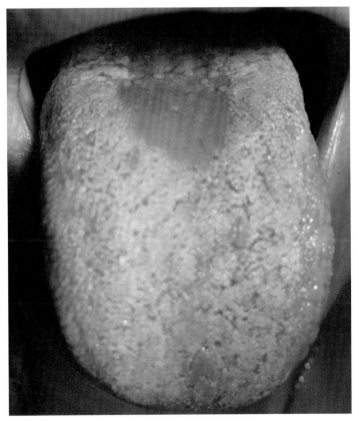

图 6-4-3 正中菱形舌炎
舌背正中后 1/3 处,近似菱形的舌乳头萎缩区

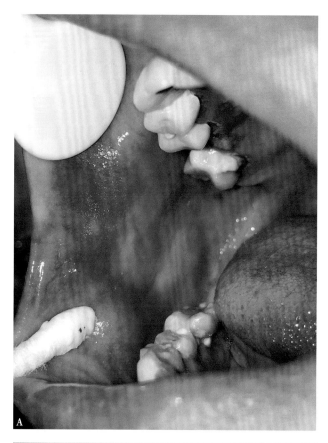

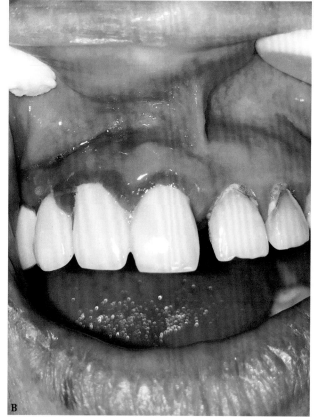

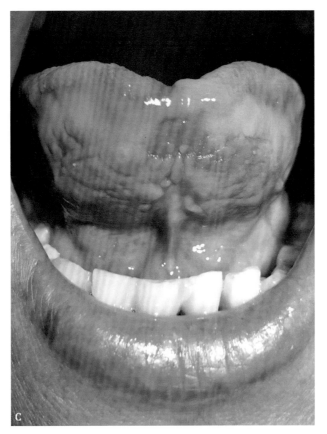

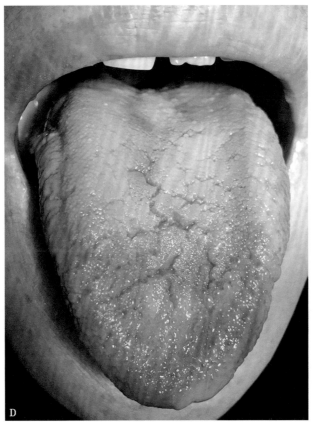

图 6-4-4　萎缩性舌炎（正色素性大细胞贫血相关）
A. 颊黏膜呈红斑状　B. 牙龈黏膜呈红斑状　C. 舌腹黏膜呈红斑状　D. 舌背黏膜呈红斑状

4. 除正色素性大细胞贫血外，萎缩性舌炎的发病因素还有哪些？

除正色素性大细胞贫血外，萎缩性舌炎的发病因素还有铁质缺乏引起的低色素性小细胞贫血、干燥综合征、再生障碍性贫血、烟酸或维生素 B_2 缺乏、真菌感染、胃酸反流等（图 6-4-5～图 6-4-11）。

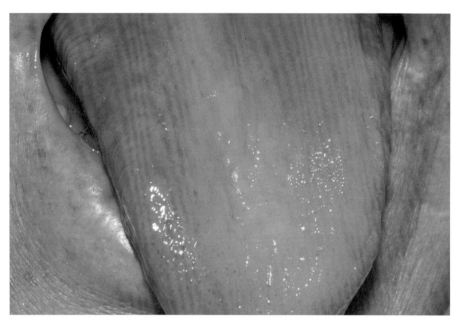

图 6-4-5　萎缩性舌炎（低色素性小细胞贫血相关）
舌背舌乳头萎缩

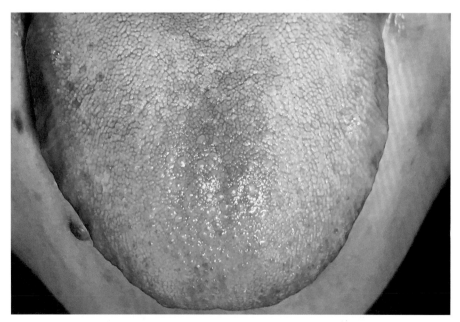

图 6-4-6　萎缩性舌炎（低色素性小细胞贫血相关）
舌背舌乳头部分萎缩发红

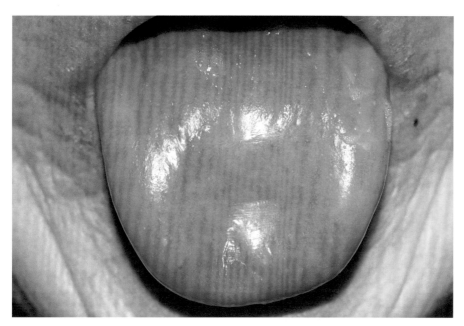

图 6-4-7　萎缩性舌炎（干燥综合征相关）
舌背舌乳头萎缩呈镜面状

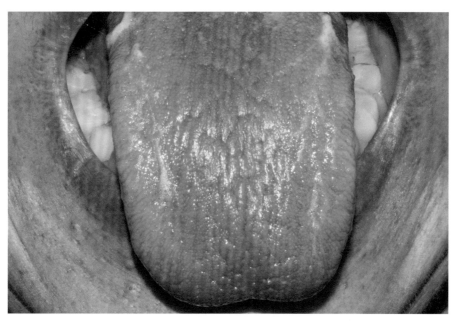

图 6-4-8　萎缩性舌炎（干燥综合征相关）
舌背舌乳头萎缩、干燥

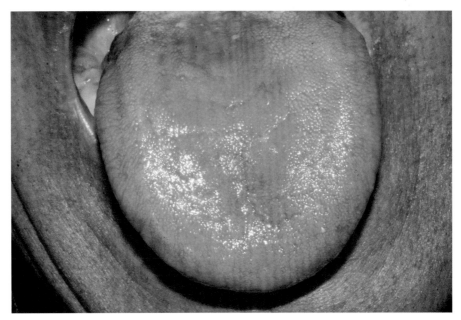

图 6-4-9 萎缩性舌炎（真菌感染相关）
舌背舌乳头萎缩

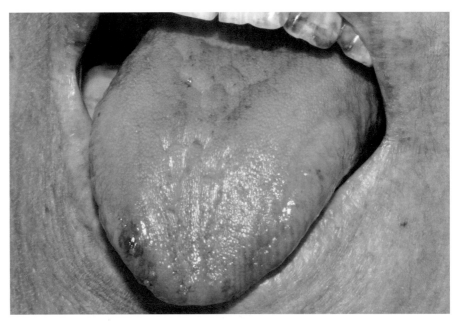

图 6-4-10 萎缩性舌炎（再生障碍性贫血相关）
舌背舌乳头大面积萎缩伴血疱

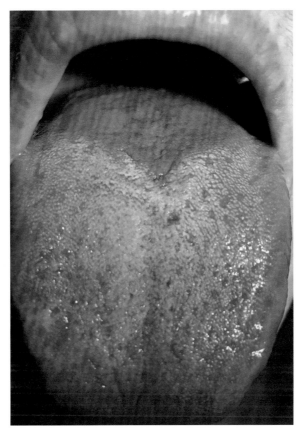

图 6-4-11　萎缩性舌炎（胃液反流相关）
近舌根部胃液返流刺激致局部区域舌乳头萎缩

5. 该疾病应如何治疗?

积极治疗原发病,如为贫血造成,应根据不同类型的贫血给予相应的治疗,补充 VB_{12} 或铁剂;如有念珠菌感染,应给予抗真菌治疗;如为胃酸反流引起,应同时治疗胃炎并注意睡眠时避免头部过低从而造成胃液反流。同时,应戒烟酒及尽量避免服用引起口干的药物,如阿托品等,局部用抗菌含漱液漱口,保持口腔清洁。口干明显者可口服毛果芸香碱、枸橼酸糖浆及人工唾液等,在排除了其他因素的基础上,可局部应用表皮生长因子凝胶促进舌乳头生长。

第五节　地　图　舌

【典型病例】

患者,男,26 岁。

主诉: 舌背有花纹 2 个月,平时无不适,不影响进食及言语。

病史: 2 个月来发现舌背有花纹,形状和位置经常变化,无任何不适感,否认系统性疾病史和药物过敏史。

检查: 舌背黏膜见多处舌乳头萎缩区,周缘绕以增厚微隆的黄白色条带,外观呈地图样(图 6-5-1)。

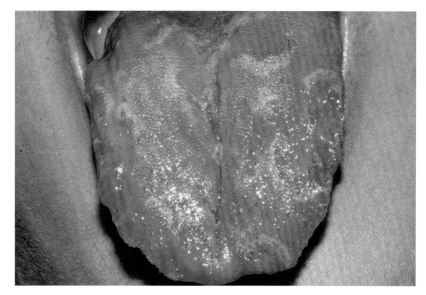

图 6-5-1 地图舌
舌背黏膜地图状改变,中央萎缩、周边微隆

诊断: 地图舌。

【病例解析】

1. 该病例的诊断依据是什么?

(1)舌背黏膜见多处舌乳头萎缩区,周缘绕以增厚微隆的黄白色条带,外观呈地图样,无不适,不影响进食及言语。

(2)损害形状和位置经常变化,具有游走性。

2. 该病例需与哪些疾病鉴别?

该病例舌黏膜有萎缩和黄白色条带,应与具有相似表现的口腔扁平苔藓、萎缩性舌炎进行鉴别。

(1)口腔扁平苔藓:舌部扁平苔藓亦可有舌乳头萎缩的表现,但通常萎缩区内或周围可见白色斑纹或斑块,或同时伴有颊部、唇红部、牙龈等部位的白色斑纹,伴有充血糜烂时,可有疼痛不适感,且损害大多呈对称性分布,位置相对固定无游走性(图6-5-2)。

(2)萎缩性舌炎:地图舌损害乳头萎缩区较大而周边区条带状损害不明显时应与萎缩性舌炎进行鉴别。萎缩性舌炎仅有舌乳头萎缩,周边无明显隆起的舌乳头,损害无游走性的特点(图6-5-3)。

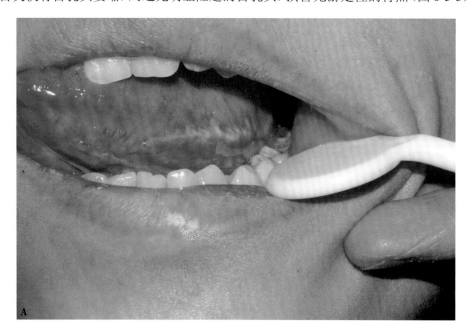

A

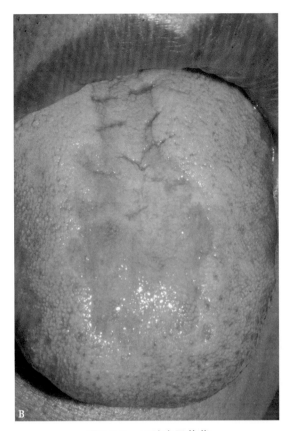

图 6-5-2　口腔扁平苔藓
A. 舌左缘白纹伴充血　B. 舌背白色斑纹伴舌乳头萎缩

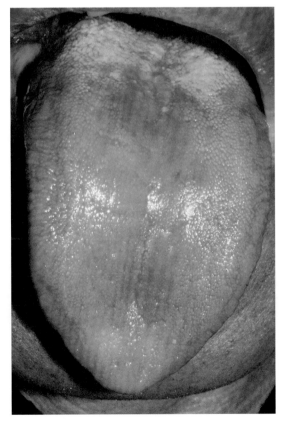

图 6-5-3　萎缩性舌炎
舌背大面积舌乳头萎缩

3. 本病例所表现的舌背黏膜损害外，这种地图状损害还会表现在哪些部位？

除舌背外，地图舌还可在舌腹、口底、腭部、颊部及牙龈黏膜出现与舌背相似的损害，损害位置有游走性。值得注意的是，地图舌常伴有沟纹舌（图 6-5-4～图 6-5-7）。

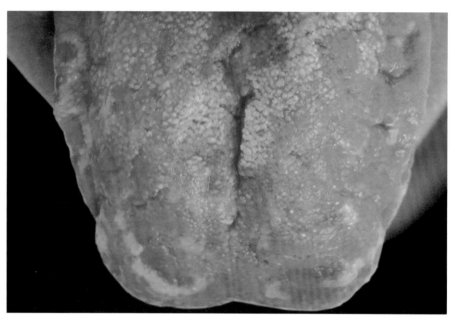

图 6-5-4　地图舌伴沟纹舌
舌背地图状损害伴沟纹

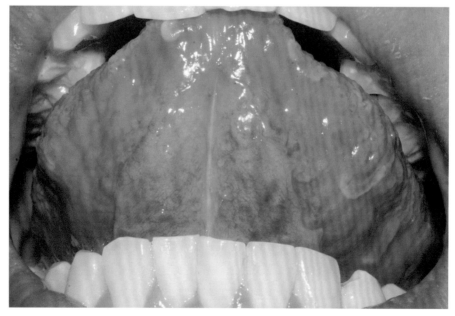

图 6-5-5　地图舌
舌腹地图状损害

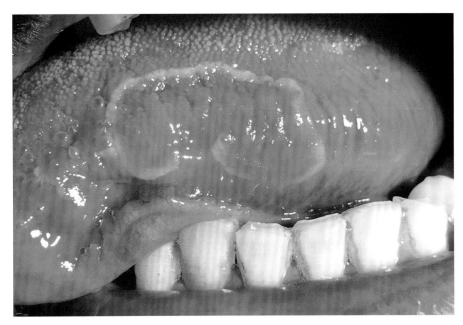

图 6-5-6　地图舌
舌侧缘地图状损害

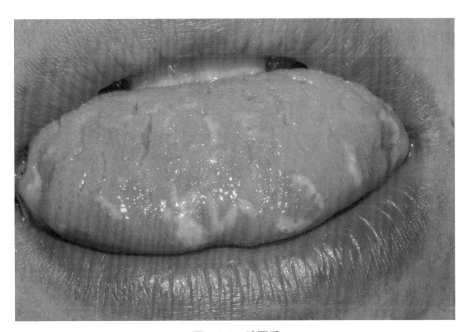

图 6-5-7　地图舌
舌尖地图状损害

4. 该疾病需要治疗吗?

如无明显不适感,一般不需治疗,应保持口腔清洁,消除患者的恐惧心理。如合并细菌或真菌感染伴有疼痛,可行抗菌治疗。同时,应避免食用热、辣、酸及干咸等可对局部产生刺激的食物,由于该病可能与精神情绪、胃肠功能紊乱、营养因素、内分泌因素、感染因素等相关,亦可根据具体情况进行相应治疗。

第六节 正中菱形舌炎

【典型病例】

患者，男，71岁。

主诉：舌背不适2个月。

病史：2个月前感舌部不适，口腔灼热伴饮食无味，用"消炎漱口水"漱口，效果不佳。否认系统性疾病史和药物过敏史。

检查：舌背中后份，人字沟前方可见舌乳头菱形萎缩区，红色，表面光滑（图6-6-1）。

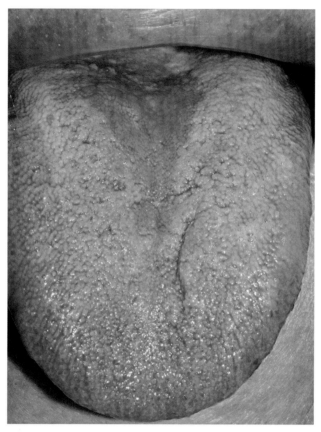

图 6-6-1 正中菱形舌炎
舌背正中菱形舌乳头萎缩区

诊断：正中菱形舌炎。

【病例解析】

1. 该病例的诊断依据是什么？

（1）萎缩区位于舌背中后份，人字沟前方。

（2）损害形态近似菱形，红色，光滑。

2. 正中菱形舌炎有哪些类型？

（1）光滑型：损害区域位于轮廓乳头前方，舌背正中后1/3处，色红，舌乳头缺失，表面光滑，扪诊柔软（图6-6-2）。

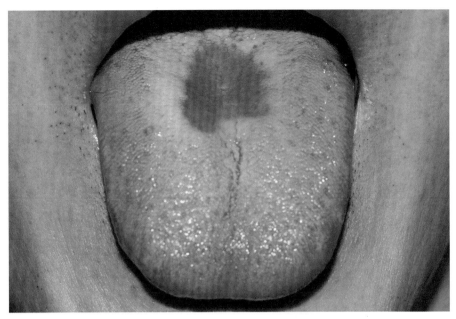

图 6-6-2　正中菱形舌炎（光滑型）

（2）结节型：表面呈结节状突起，扪诊有坚硬感，但基底柔软（图 6-6-3）。

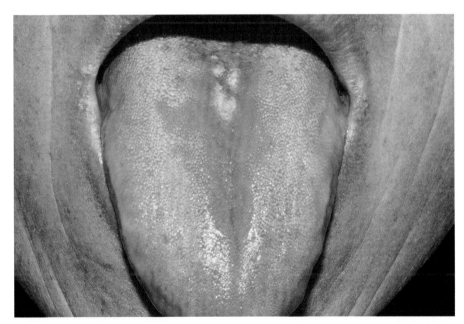

图 6-6-3　正中菱形舌炎（结节型）

3. 该病例应与哪些疾病鉴别？

该患者确诊前，尚需与具有相似损害的慢性增殖型念珠菌病和萎缩性舌炎鉴别。

（1）慢性增殖型念珠菌病：为念珠菌感染性疾病，由于菌丝深入到黏膜内，引起角化不全、棘层增厚、上皮增生、微脓肿形成以及固有层乳头的炎症细胞浸润，表层的假膜与上皮层紧密附着，不易脱落。其与正中菱形舌炎结节型表现相似，多见于颊、舌背及腭部黏膜（图 6-6-4）。

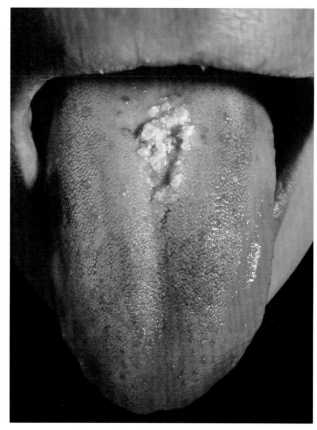

图 6-6-4 慢性增殖型念珠菌病
舌背白色斑块，表面颗粒状突起

（2）萎缩性舌炎：常与感染、贫血、营养不良等因素有关，损害局限于舌背，舌乳头萎缩，损害部位光滑，色红或苍白，无舌苔（图 6-6-5）。常始于舌背前中部，可位于舌背任何区域，形状无特征性。

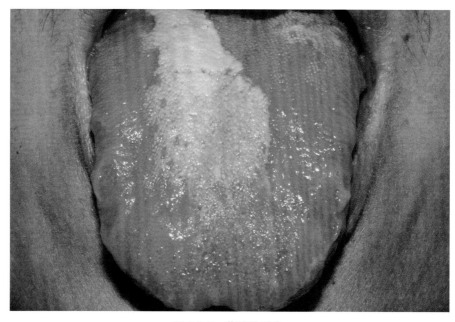

图 6-6-5 萎缩性舌炎
贫血导致舌乳头萎缩

4. 该疾病应如何治疗?

无症状者可不需治疗。如合并真菌感染者应抗真菌治疗。如发现结节部位基底变硬,需行活检以明确是否有恶变。

【综合述评】

斑和斑片都是指皮肤黏膜上的颜色改变,直径小于2cm的局限的颜色异常称为斑,斑密集融合成直径大于2cm的损害称为斑片。斑和斑片一般不高出黏膜表面,不变厚,亦无硬结改变,其颜色常较周围正常黏膜深,可呈红色、红棕色或棕黑色。红斑为黏膜固有层血管扩张、增生和充血而成。萎缩可呈现局部发红略凹的病损,组织细胞的体积变小,但细胞数目不变。造成红色斑、斑片和萎缩的原因包括烟酒刺激、遗传、贫血、微量元素缺乏、免疫、感染、创伤等。本章介绍了以红色斑、斑片和萎缩为主要病变的6种疾病,包括口腔红斑病、急性红斑型念珠菌病、慢性红斑型念珠菌病、萎缩性舌炎、地图舌和正中菱形舌炎,但这并不能代表有此类临床损害的全部疾病,仍有其他口腔黏膜疾病也可以出现红色斑、斑片和萎缩等损害,如药物过敏性口炎、接触性口炎、贫血的口腔表征、干燥综合征、烟酸或维生素 B_2 缺乏、口腔扁平苔藓等。这部分疾病在鉴别诊断里已列出,或根据其特征性的损害将其归入到其他章节加以阐述。

发生红色斑、斑片、萎缩的疾病其口腔病损有相似之处,容易混淆,对于本章出现的6种疾病的鉴别诊断归纳总结如下(表6-6-1)。

表 6-6-1 以红色斑、斑片、萎缩为主要损害的疾病的鉴别诊断

疾病	病因	诊断要点
口腔红斑病(oral erythroplakia)	未明,与烟酒摄入以及遗传学因素相关	1. 口腔黏膜上无痛性鲜红色斑片,似天鹅绒样,表面光滑,边界清晰 2. 去除可能的致病因素观察1~2周后病损无明显改善,应行组织病理学检查 3. 病理学表现为上皮异常增生
急性红斑型念珠菌病(acute erythematous candidosis)	念珠菌感染,多与抗生素使用引起菌群失调有关	1. 常有抗生素、激素用药或慢性消耗性疾病史 2. 口腔黏膜红斑、萎缩,可伴口干、味觉异常、局部疼痛或烧灼感 3. 涂片检查可见念珠菌菌丝和孢子
慢性红斑型念珠菌病(chronic erythematous candidosis)	念珠菌感染,多与义齿清洁不当有关	1. 义齿基托接触面黏膜亮红色水肿,可伴有口干及疼痛不适感 2. 涂片检查可见念珠菌菌丝和孢子
萎缩性舌炎(atrophic glossitis)	贫血,烟酸、维生素 B_2 缺乏,干燥综合征,细菌感染,念珠菌感染等	1. 舌乳头萎缩,舌背光滑 2. 舌红或苍白,无舌苔 3. 可伴有口干、烧灼感等症状
地图舌(geographic glossitis)	未明,与遗传、免疫、精神、内分泌、营养等因素相关	1. 舌头地图状改变,损害中央区舌乳头萎缩发红,周边区舌乳头增厚微隆,呈黄白色条带状或弧线状 2. 损害形状位置不固定,具有游走性 3. 一般无不适感
正中菱形舌炎(median thomboid glossitis)	未明,与发育畸形、念珠菌感染、内分泌失调、胃肠功能紊乱等相关	1. 损害位于舌背正中后1/3处 2. 损害区舌乳头萎缩色红,呈菱形或近似菱形,表面光滑或呈结节状 3. 一般无不适感

【诊断流程图】

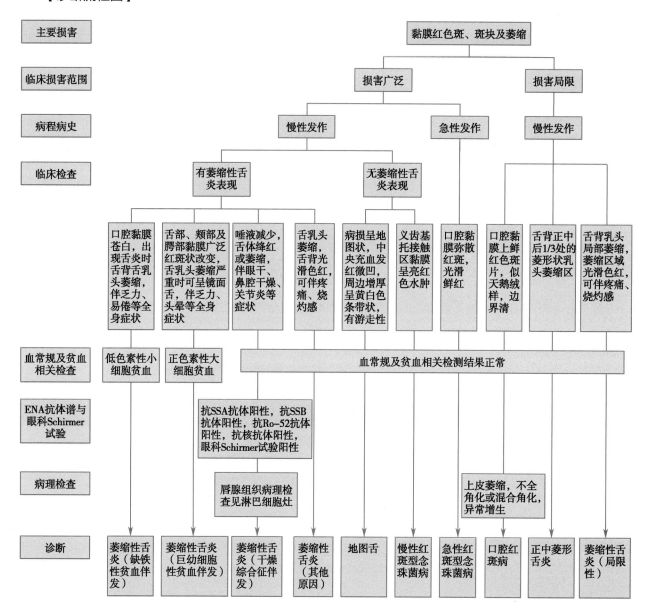

第七章 肿胀、肥大及增生

第一节 血管性水肿

【典型病例】

患者，男，49岁。

主诉：上唇肿胀7小时。

病史：7小时前无明显诱因突然出现上唇肿胀，无疼痛不适感，上唇肿胀前曾食用过海虾。否认牙痛及口面部疼痛史。否认系统性疾病史和药物过敏史。

检查：上唇肿胀明显，表面光亮，扪诊质稍韧，无触压痛，口内检查牙齿未见异常（图7-1-1）。

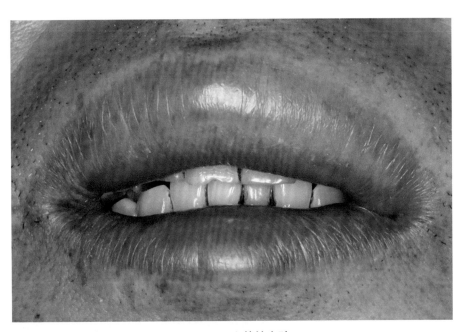

图7-1-1　血管性水肿
上唇肿胀明显，表面光亮

诊断：上唇血管性水肿。

【病例解析】

1. 该病例的诊断依据是什么？

（1）进食海虾后上唇肿胀。

（2）起病急，发生于上唇组织疏松部位。

（3）病变局限，质稍韧，无压痛。

2. 该病好发于哪些部位？

该病好发于头面部疏松结缔组织处，如唇、舌、咽喉、眼睑、耳垂等。若肿胀发生于舌体后份、口底、咽喉等部位，应注意防止窒息的发生（图7-1-2~图7-1-5）。

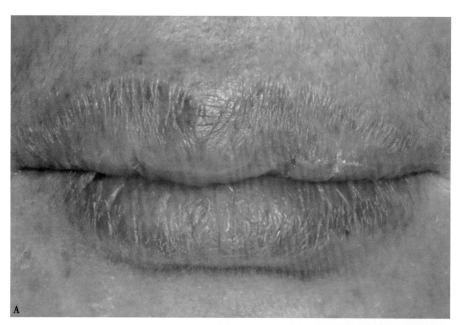

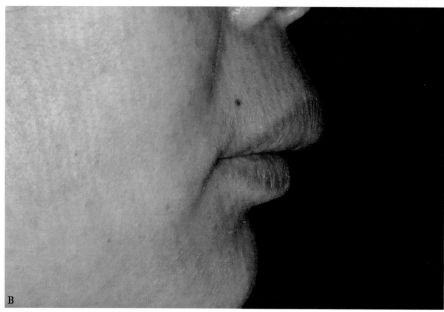

图 7-1-2 血管性水肿

上唇突发肿胀，触诊质稍韧，无压痛

A. 正面观 B. 侧面观

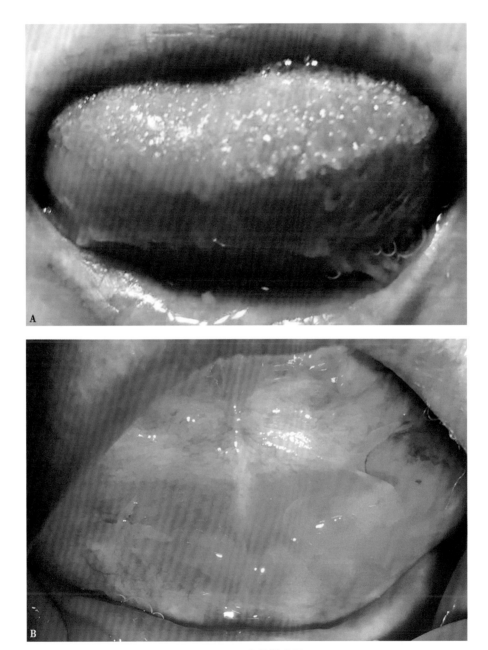

图 7-1-3 血管性水肿

A. 舌体突发肿胀,突出于口外,质韧无压痛 B. 口底肿胀,舌体抬高,可见黏膜下毛细血管破裂出血

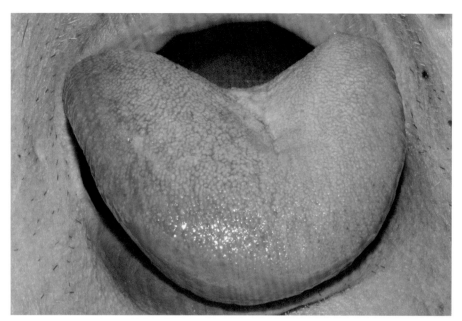

图 7-1-4 （舌体右侧）血管性水肿
舌体右侧突发肿胀，左侧正常

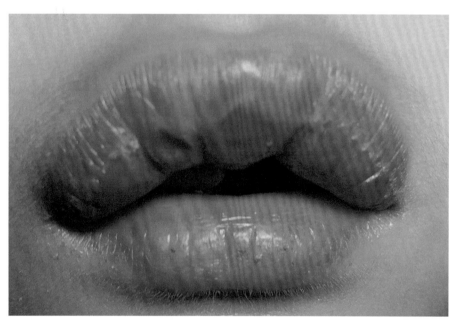

图 7-1-5 上唇血管性水肿
上唇突发肿胀

3. 该病例应与哪些疾病鉴别?

该患者出现上唇肿胀，应与慢性根尖周炎急性发作、肉芽肿性唇炎等疾病进行鉴别。若该疾病发生在舌体，则需与舌淀粉样变、舌肥大等疾病进行鉴别。

（1）慢性根尖周炎急性发作：多有牙痛史，患牙有叩痛、咬合痛，与之相对应的根尖区肿胀压痛。若不治疗肿胀不易快速消退。X 线片示患牙根尖部有不同程度的牙槽骨破坏形成的透射区（图 7-1-6）。

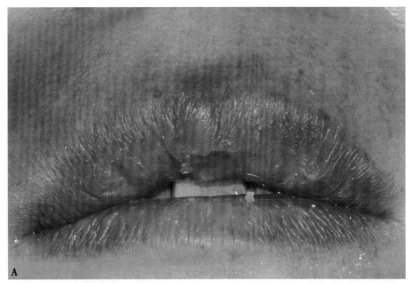

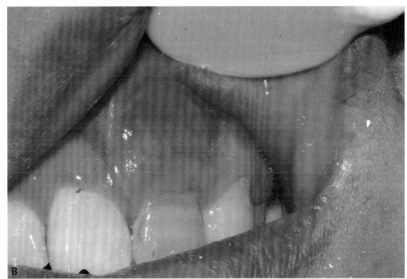

图7-1-6　21慢性根尖周炎急性发作
A．上唇左侧肿胀　B．对应21变色牙，根尖区窦道形成　C．X线片可见21根尖区低密度影

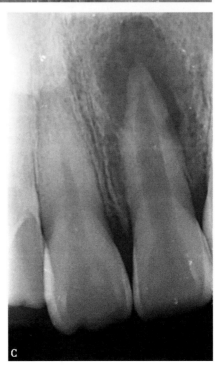

（2）肉芽肿性唇炎：病因不明，起病隐匿，进程缓慢，唇肥厚肿胀，扪诊有垫褥感（图 7-1-7）。初期肿胀可能完全消退，但若反复发病，肿胀则消退不完全或不消退。

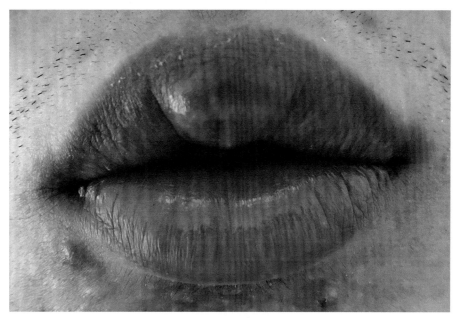

图 7-1-7　肉芽肿性唇炎
上唇慢性肿胀，表面有瓦楞状纵沟

（3）舌淀粉样变：表现为进行性巨舌症。舌体广泛而对称性地逐渐肿大，早期质软，晚期随舌体淀粉样物质沉积加重而变硬。舌两侧有齿痕，舌缘结节状突起。

（4）舌肥大：舌体突入缺牙空隙可造成舌体的局部软组织增生肥大（图 7-1-8）。

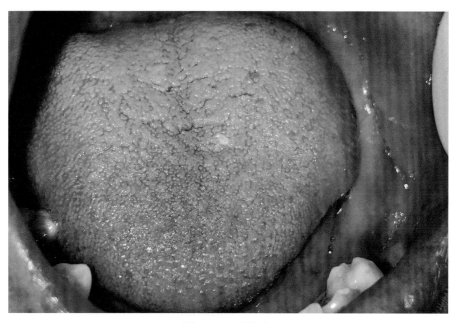

图 7-1-8　舌肥大
舌体突入左下后牙缺牙区导致舌左侧软组织增生肥大

4. 该病例的病因是什么?

该患者发病前有食用海虾史,可能是诱发因素,其发病机制属Ⅰ型变态反应。除了食物以外,药物、感染、精神因素、寒冷等刺激均可成为该病的诱发因素。临床上有部分患者可能不易找到确切的变应原。本病还有些是家族性的遗传因素引起。

5. 该疾病应如何治疗?

应积极查找致敏因素并予以排除。可进行抗过敏治疗,在治疗过程中密切观察患者病情变化。若伴有喉头水肿、呼吸困难,应密切观察病情发展,并予以糖皮质激素、肾上腺素治疗,若发生窒息应立即实施气管切开术以抢救生命。

6. 该疾病的预后如何?

预后良好,肿胀可迅速自行消退。但如果再次接触致敏因素,仍可复发。

第二节　肉芽肿性唇炎

【典型病例】

患者,男,38岁。

主诉:上唇肿胀8个月。

病史:8个月前上唇不明原因肿胀,肿胀有时略减轻,但不能完全消除。上唇局部稍感麻木,无疼痛及瘙痒感,近期肿胀加重。有糖尿病史,否认药物过敏史。

检查:上唇肿胀明显,呈巨唇状,出现左右对称的瓦楞状纵沟(图7-2-1)。扪诊质较韧,触诊有褥垫感,无糜烂及压痛,局部无波动感。全口牙齿及牙周检查均未见异常。无面瘫及裂纹舌,其余口腔黏膜未见异常。

辅助检查:空腹血糖7.9mmol/L。病理学检查显示血管周围有上皮样细胞、淋巴细胞及浆细胞浸润,呈结节样,结节内可见多核巨细胞。

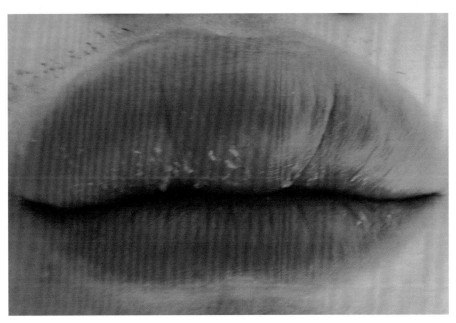

图7-2-1　肉芽肿性唇炎

上唇肿胀形成巨唇,有瓦楞状纵沟

诊断：肉芽肿性唇炎。

【病例解析】

1. 该病例的诊断依据是什么？

（1）慢性病程，上唇呈巨唇状，出现左右对称的瓦楞状纵沟，扪诊有垫褥感，肿胀不能完全恢复正常，口腔检查未发现病灶牙及牙周病变。

（2）病理学检查显示血管周围有上皮样细胞、淋巴细胞及浆细胞浸润，呈结节样，结节内可见多核巨细胞。

2. 该病例应与哪些疾病鉴别？

该病例损害为上唇肿胀，应与血管性水肿和梅-罗综合征等疾病鉴别。

（1）血管性水肿：属于变态反应性疾病，起病急，肿胀消退快，详见本章第一节。

（2）梅-罗综合征：除以肉芽肿性唇炎表现为主的复发性口面部肿胀外，还可伴有复发性面瘫和（或）裂沟纹舌（图7-2-2）。临床上多数表现为此三联征中任何两种的不全型，或仅表现为唇部肿胀的单症状型。

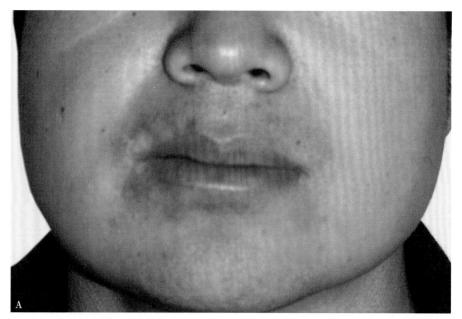

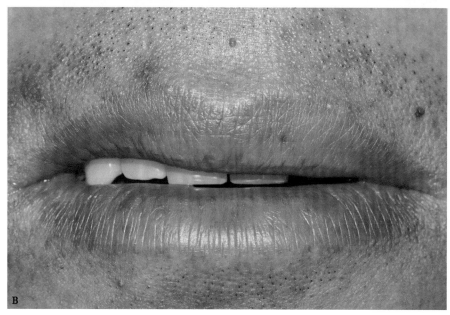

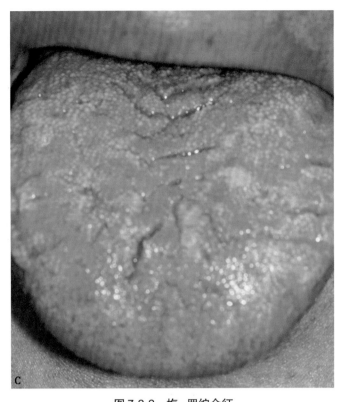

图 7-2-2　梅 - 罗综合征
A. 左侧面瘫，鼻唇沟较对侧变浅　B. 上唇左侧肿胀　C. 沟纹舌

3. 除了本病外，口腔内还可能有哪些肉芽肿性疾病?

口腔黏膜肉芽肿性疾病较少见。除本病外，还有克罗恩病、结节病、肉芽肿性血管炎等。

（1）克罗恩病：是一种发生于消化道黏膜的慢性复发性肉芽肿性炎症，在口腔黏膜可出现肉芽肿，也可表现为线状溃疡、腺周口疮等病损（图 7-2-3）。回肠末端局限性肠炎、X 线检查肠管狭窄可作为本病的诊断依据。

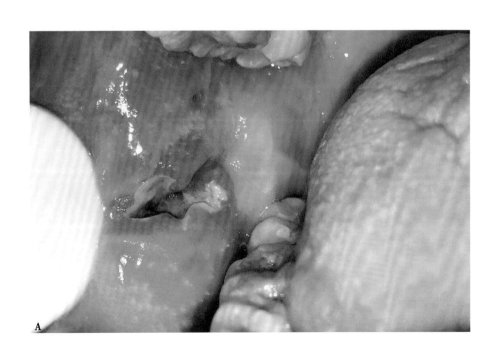

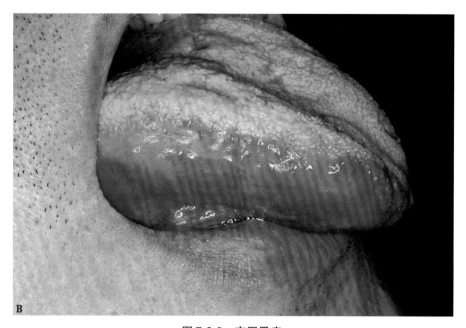

图 7-2-3　克罗恩病
A. 颊黏膜溃疡深凿状，溃疡周边增厚　　B. 舌右侧缘黏膜线状溃疡

　　（2）结节病：是一种多系统多器官受累的肉芽肿性疾病，口腔病损以肿胀和结节为特点。肺门淋巴结肿大、全身性肉芽肿、结核菌素反应减弱、结节病抗原（Kveim）试验阳性、血沉加快等是本病的特点。

　　（3）肉芽肿性血管炎：男性多见，好发于软腭及咽部。口腔黏膜表现为坏死性肉芽肿性溃疡（图 7-2-4），溃疡深大，坏死脱落后骨面暴露，继续破坏可使口鼻穿通。破坏牙槽骨，可使牙齿脱落、拔牙创面不愈合。病理学表现为坏死性肉芽肿。本病发病缓慢，早期为呼吸道感染症状，后期可导致肾衰竭，预后较差。

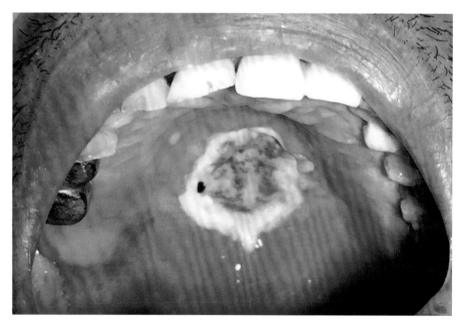

图 7-2-4　肉芽肿性血管炎
腭部组织坏死、溃疡、假膜覆盖

　　4. 该疾病应如何治疗？
　　可采取局部糖皮质激素封闭治疗，全身抗炎抗过敏治疗，必要时可考虑手术治疗修复外形。

第三节 毛 舌

【典型病例】

患者,男,58岁。

主诉:舌苔发黄2个月。

病史:2个月前发现舌苔发黄,伴有口腔异味及味觉异常,有时有恶心感。有贫血及糖尿病史,否认其他系统性疾病史和药物过敏史。

检查:舌苔棕黄色,不易擦掉,丝状乳头增生呈毛发状,可拨动(图7-3-1)。

辅助检查:念珠菌涂片镜检可见真菌孢子及菌丝。血常规检查示血红蛋白84g/L↓,红细胞计数2.64×10^{12}/L↓。空腹血糖9.0mmol/L↑。

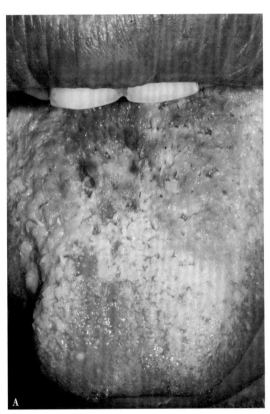

图7-3-1 毛舌
A.舌背舌苔棕黄色,丝状乳头增生　B.舌背丝状乳头增生呈毛发状,可拨动

诊断:(黄)毛舌。

【病例解析】

1. 该病例的诊断依据是什么?

(1)舌背舌苔棕黄色,丝状乳头增生呈毛发状,可拨动,不易擦掉。

(2)涂片镜检可见真菌孢子及菌丝。

(3)患者有贫血和糖尿病,全身抗感染能力较差。

2. 该病例的病因是什么? 还有哪些原因易导致该病发生?

该患者口腔卫生不良,同时伴贫血和糖尿病,机体抵抗力较弱,造成真菌感染,导致丝状乳头脱落延迟或生长迅速而发生毛舌。此外,长期滥用抗菌药物、吸烟、酗酒、头颈部放射治疗等均可导致该病发生。

3. 该疾病除了呈现黄色以外,还有别的颜色吗?

毛舌依照"毛发"颜色的不同被冠以不同颜色的毛舌,但临床上以黑毛舌最多(图7-3-2~图7-3-5)。

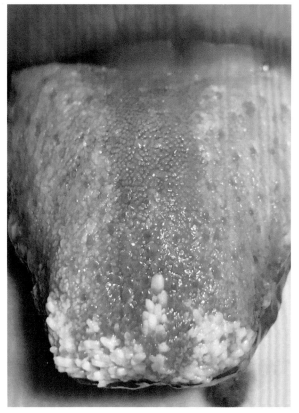

图7-3-2　（白）毛舌
长期使用激素致舌尖丝状乳头白色丛状增生，可拨动

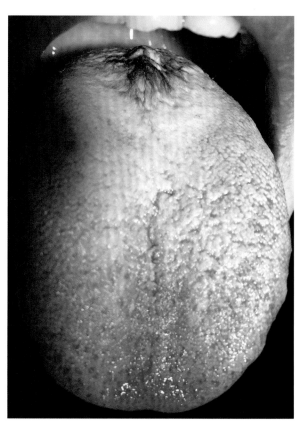

图7-3-3　（黑）毛舌
近舌根部丝状乳头黑色丛状增生，可拨动

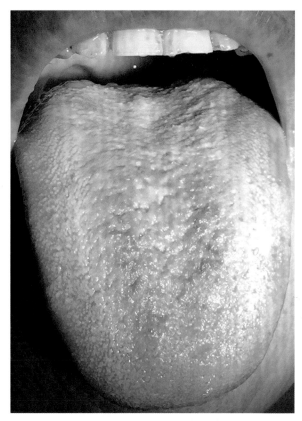

图7-3-4　（绿）毛舌
舌背丝状乳头增生，舌苔黄绿色

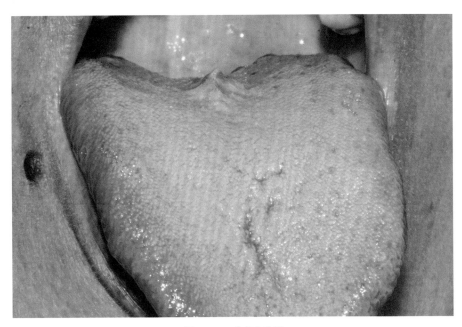

图 7-3-5 （黄）毛舌

结肠癌化疗后,近舌根部丝状乳头黄色丛状增生,可拨动

4. 舌苔染色就是毛舌吗?

舌苔染色不是毛舌。舌苔染色一般常见于因某些食物或药物而染色,无丝状乳头伸长(图 7-3-6)。毛舌往往伴有舌苔染色,但仅当丝状乳头增生伸长超过 3mm 时才可诊断为毛舌。

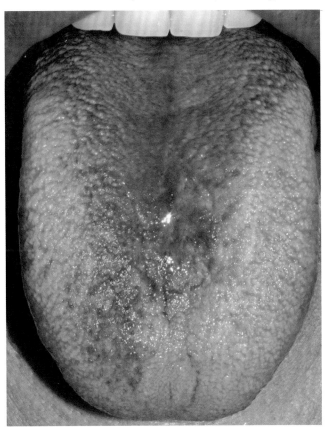

图 7-3-6 舌染色

因舌背溃疡,含化中药导致舌苔染色

5. 该疾病应如何治疗?

该病为真菌感染。应针对病因,避免长期服用抗生素,暂停或更换可疑药物。同时,积极治疗全身性疾病,如糖尿病或贫血等。此外,应纠正口腔酸性环境,戒烟,限酒,保持口腔卫生等。局部处理可用牙刷或专用舌苔刷轻刷毛舌区,可由专业医师用消毒剪刀修剪过度伸长的丝状乳头,但不能修剪入深,以避免伤及黏膜表面。全身或局部抗真菌治疗后,短期内可痊愈。

第四节　乳 头 状 瘤

【典型病例】

患者,男,53 岁。

主诉:腭部肿物4个月。

病史:4 个月前发现腭部肿物,无疼痛不适感,不影响进食和言语。否认不洁性交史。否认系统性疾病史及药物过敏史。

检查:上腭左侧黏膜可见直径约 5mm 的增生物,有蒂可拨动,质软,表面发白,基底不硬(图 7-4-1)。

辅助检查:病理学检查显示口腔黏膜复层鳞状上皮乳头状增生。

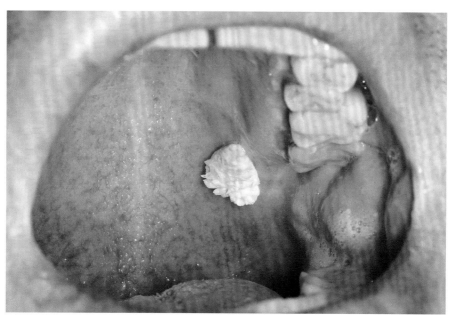

图 7-4-1　乳头状瘤
上腭左侧黏膜毛刺状增生物,质软,表面发白

诊断:(上腭左侧)乳头状瘤。

【病例解析】

1. 该病例的诊断依据是什么?

(1)上腭左侧黏膜增生物,有蒂可拨动,质软。

(2)病理学检查显示口腔黏膜复层鳞状上皮乳头状增生。

2. 该病例应与哪些疾病鉴别?

该患者出现乳头状增生物,应与具有相似病损特征的乳头状增生、纤维瘤、黏液腺囊肿、尖锐湿疣、上皮珠等疾病鉴别。

(1)乳头状增生:最常发生于腭部和义齿边缘的龈颊沟内,患者常有不良修复体和口腔卫生不良。病理学表现为多个乳头状突起,乳头中心为结缔组织,表面覆以复层鳞状上皮,上皮呈不全角化或正角化。

（2）纤维瘤：口腔内多发于颊、舌、腭、牙槽突等部位，呈圆球形或结节状，可有蒂或无蒂，边界清楚（图 7-4-2）。主要由纤维组织构成，细胞及血管很少，病理学检查可确诊。

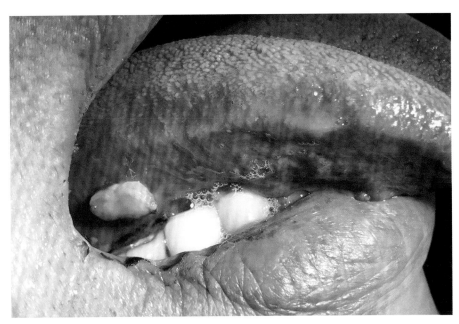

图 7-4-2　纤维瘤

（3）黏液腺囊肿：好发于下唇及舌尖腹侧，龈及颊黏膜少见。表现为突出于黏膜的半透明小包块，质软，与创伤有关，破裂后流出蛋清样棕黄黏液，易复发（图 7-4-3）。

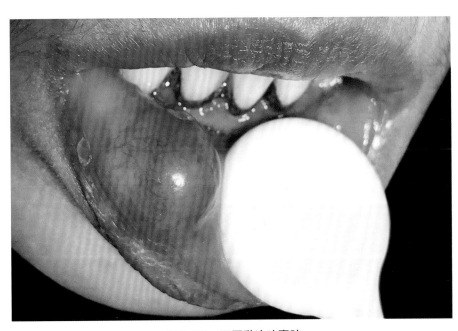

图 7-4-3　下唇黏液腺囊肿
下唇半透明疱，直径约 1cm，无痛

（4）尖锐湿疣：口腔常表现为单个或多个小结节，形成菜花状或乳头状（图 7-4-4）。常有不洁性接触史，醋酸白试验阳性。病理学检查可发现具有人乳头瘤病毒（HPV）感染的特征性空泡细胞。

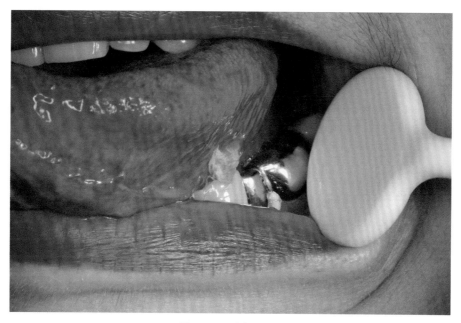

图 7-4-4　尖锐湿疣
舌左侧缘鸡冠状赘生物

（5）上皮珠：特发于新生儿或出生后 1～2 个月的婴儿。表现为牙龈上出现针头样或小球状大小的白色或黄白色突起（图 7-4-5），质硬，一般无任何症状，经进食、吸吮的摩擦，可自行脱落。

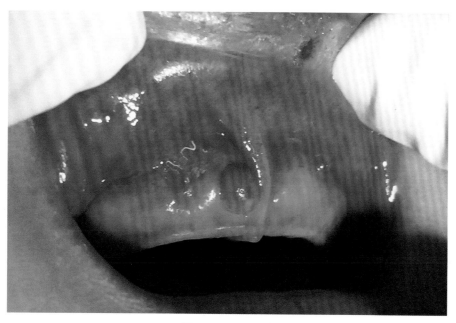

图 7-4-5　上皮珠
1 月龄患儿牙龈上球状突起

3. 该病的病因是什么？

乳头状瘤主要由 HPV 感染所致，其中以 HPV6 和 HPV11 多见，属于良性肿瘤。

4. 该疾病应如何治疗？

一般采取手术治疗。

第五节　白　血　病

【典型病例】

患者，男，58 岁。

主诉：牙龈肿大出血 1 个月。

病史：1 个月前发现牙龈肿大，易出血，无明显疼痛不适。否认系统性疾病史和药物过敏史。

检查：牙龈增生肿大，波及边缘龈、龈乳头及附着龈，外形呈结节状，牙龈可见自发性出血伴坏死，有腐败性口臭（图 7-5-1）。

辅助检查：血常规显示白细胞计数 29.53×10^9/L↑，红细胞计数 2.88×10^{12}/L↓，血红蛋白 91g/L↓。骨髓细胞学检查显示急性单核细胞白血病部分分化型（ANLL-M5b）。

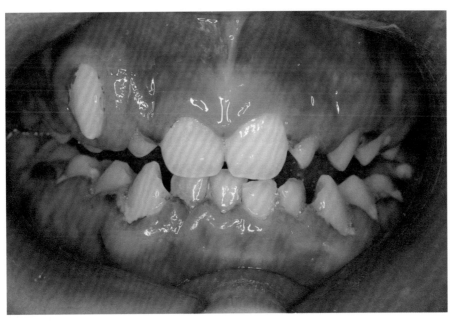

图 7-5-1　白血病
牙龈增生肿大伴出血、坏死

诊断：急性单核细胞白血病。

【病例解析】

1. 该病例的诊断依据是什么？

（1）牙龈增生肿大，外形呈结节状，牙龈可见自发性出血伴坏死。

（2）血常规显示白细胞计数 29.53×10^9/L，骨髓细胞学检查显示 ANLL-M$_{5b}$。

2. 该病例应与哪些疾病鉴别？

该病例牙龈出现增生肿大、出血，易被误诊为慢性龈炎、药物性牙龈增生等疾病。

（1）慢性龈炎：牙龈组织局部有明显的菌斑、牙石等刺激因素，牙龈组织质地松软脆弱，缺乏弹性，探诊出血，但易止血，血常规检查无异常（图 7-5-2）。

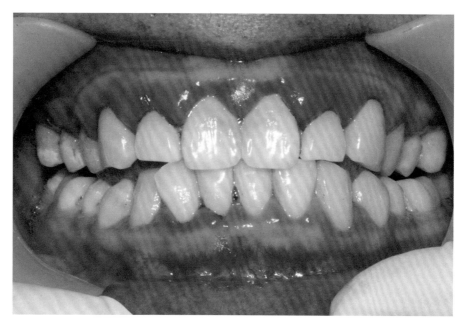

图 7-5-2　慢性龈炎

（2）药物性牙龈增生：常见于高血压患者，与长期服用某种降压药物（如硝苯地平）有关，也见于服用苯妥英钠的癫痫病患者。肿胀牙龈质地坚韧，不易自发出血，血常规检查无异常（图7-5-3）。

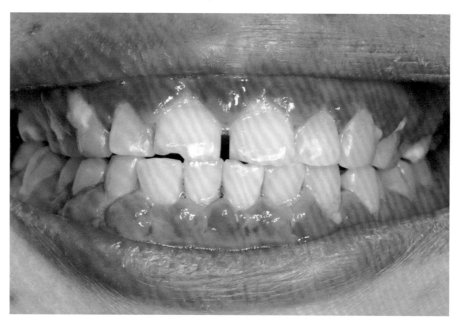

图 7-5-3　药物性牙龈增生（服用苯妥英钠所致）

3. 除了牙龈增生肥大之外，白血病还有哪些口腔表现？

白血病的口腔表征除了牙龈增生肥大外，还可出现牙龈坏死，牙周炎，牙齿松动，黏膜瘀点、瘀斑或血肿，也可有不规则的浅表溃疡（图7-5-4）。

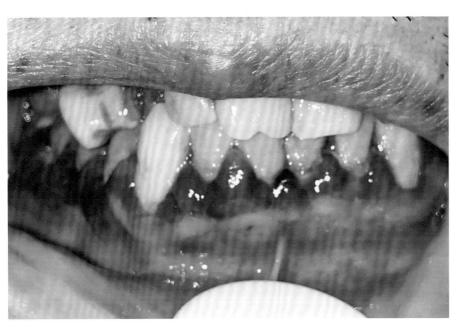

图 7-5-4 白血病
牙龈自发性出血伴灰黑色坏死

4. 该病的治疗原则是什么？

（1）全身治疗：转血液科行白血病综合治疗。

（2）局部治疗：保持口腔卫生，用消炎防腐类含漱液漱口，伴有坏死者可用1%～3%过氧化氢溶液含漱。出血明显者，可用牙周塞治剂、明胶海绵压迫止血，也可用肾上腺素、凝血酶、云南白药或注射维生素 K_1、维生素 K_3 等止血药物治疗。

第六节 舌扁桃体肥大

【典型病例】

患者，男，27岁。

主诉： 发现舌根部长肿物半个月。

病史： 半个月前发现舌根部长肿物，无明显疼痛不适，经常伸舌对镜自检，因怀疑患癌症前来就诊。否认系统性疾病史和药物过敏史。

检查： 舌根左侧缘叶状乳头后方可见暗红色结节状隆起，未见溃疡及糜烂，质软，无压痛，基底不硬（图7-6-1）。舌体两侧对称，运动正常。

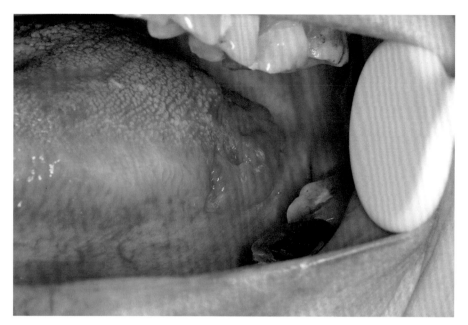

图7-6-1　舌扁桃体肥大

舌根侧缘无痛性暗红色结节状隆起,质软

诊断: 舌扁桃体肥大。

【**病例解析**】

1. 该病例的诊断依据是什么?

(1)舌侧缘近根部暗红色结节状隆起,两侧对称,质软,基底不硬。

(2)经常伸舌自检,怀疑患癌,无明显疼痛不适。

2. 该病例如何与舌癌鉴别?

舌癌也可发生于近舌根部的舌侧缘,但舌癌往往有溃疡,较深,基底部硬,边缘隆起,单侧发病(图7-6-2),局部可扪及固定淋巴结,病理学检查显示有癌变特征。

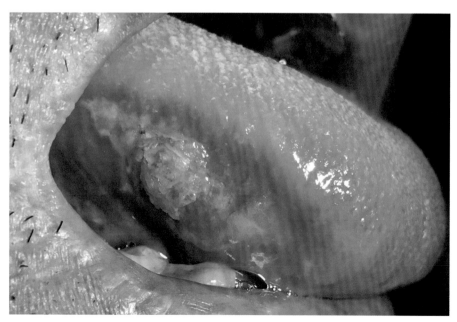

图7-6-2　舌癌(中分化)

舌右侧缘癌性溃疡,单侧发病,边缘隆起,基底部硬

3. 该病的病因是什么?

可能与上呼吸道感染或不良义齿刺激有关,反复过度伸舌、对镜自行检查等不良习惯亦可导致不适感。

4. 该疾病应如何治疗?

一般无明显症状者可不必治疗,但要做好病情解释,消除患者疑虑。伴上呼吸道感染者应积极治疗上呼吸道疾病。若因义齿刺激引起,则应及时更换修复体。同时,应戒除反复伸舌自检的不良习惯。该病预后良好。

【综合述评】

肿胀(swelling)指细胞或组织由于发炎、淤血或充血而出现体积增大。肥大(hypertrophy)指细胞、组织或器官由于功能增加,合成代谢旺盛而出现体积增大。增生(hyperplasia)指组织或器官内细胞数目增多。肿胀、肥大或增生的常见病因涉及变态反应、免疫因素、感染因素、遗传因素、理化因素或者创伤因素等。本章介绍了以肿胀、肥大或增生为主要损害的 6 种疾病,包括血管性水肿、肉芽肿性唇炎、毛舌、乳头状瘤、白血病、舌扁桃体肥大的临床病例及常见问题,但这并不能代表有此临床病损的全部疾病,仍有其他疾病也可在口腔黏膜出现肿胀、肥大或增生病损,如结节病、克罗恩病、肉芽肿性血管炎等肉芽肿性疾病、舌淀粉样变、尖锐湿疣、慢性龈炎、药物性牙龈增生、纤维瘤等,这些疾病在鉴别诊断里均已列出。

发生肿胀、肥大或增生的疾病种类繁多,各种疾病口腔表征非常相似,容易混淆,临床上最重要的是将其诊断明确,方能有效治疗。对于本章所涉及的 6 种疾病,将其鉴别诊断要点归结如下(表7-6-1)。

表 7-6-1　以肿胀、肥大或增生为主要损害的疾病的鉴别诊断

疾病	病因	诊断要点
血管性水肿(angio-edema)	不明,与变态反应相关,与食物、吸入物、药物、感染、精神、遗传、内分泌以及物理刺激等有关	1. 好发于组织疏松部位,上唇多见 2. 局限性水肿,界限不清,按之韧有弹性 3. 发病迅速而突然,消退迅速,但可复发 4. 有的可追溯到近期有食物或药物过敏史
肉芽肿性唇炎(granulomatosa cheilitis)	不明,可能与细菌或病毒感染、遗传因素、变态反应等有关	1. 口唇弥漫性反复肿胀,唇红部可伴有瓦楞状沟 2. 扪诊垫褥感 3. 反复发作后肿胀不能消退 4. 病理学表现为非干酪样类上皮细胞肉芽肿
毛舌(hairy tongue)	与真菌感染相关,多见于机体抵抗力较差的人群,与吸烟过量、口腔卫生不良、长期滥用抗生素、糖尿病等有关	1. 好发于舌背前 2/3 正中部 2. 丝状乳头增生伸长呈毛发状 3. 通常伸长超过 3mm 时诊断为毛舌
乳头状瘤(papillary epithelioma)	与 HPV 感染、环境因素、炎症刺激、变态反应有关	1. 多为单个毛刺状乳头样突起增生物 2. 病理学表现为棘细胞增生成乳头状,表层过度角化
白血病(leukemia)	不明,可能与免疫因素、遗传因素、环境因素有关	1. 牙龈增生肿大、自发出血,黏膜瘀点、瘀斑,牙龈和口腔黏膜颜色苍白 2. 典型的血象、骨髓象特点可诊断
舌扁桃体肥大(hypertrophy of lingual tonsil)	可能与上呼吸道感染或不良义齿刺激有关,患者往往有伸舌自检习惯	1. 舌根侧缘水滴状结节增生,无痛、质软 2. 依据舌扁桃体的部位和症状诊断

【诊断流程图】

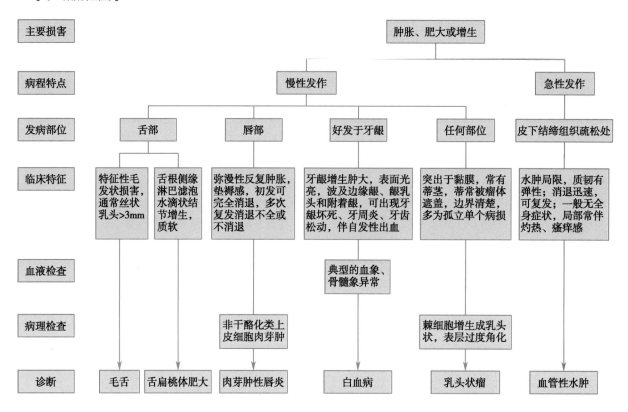

第八章 黑色斑和斑片

第一节 口腔黏膜黑斑

【典型病例】

患者,男,17岁。

主诉:唇舌部黑斑1年。

病史:1年前偶然发现唇舌部黑斑,平时无任何不适感,无腹痛腹泻,不影响说话及进食。否认系统性疾病史和药物过敏史。

检查:下唇唇红黏膜、舌左侧黏膜可见多处黏膜黑色斑,直径约0.5~1cm,边界清楚,表面光滑,无糜烂、溃疡或增生,平伏,质地柔软,与周围黏膜一致(图8-1-1)。

辅助检查:血清重金属(铅、汞)含量正常。肠镜检查未见肠道息肉。血清皮质醇检测未见异常。

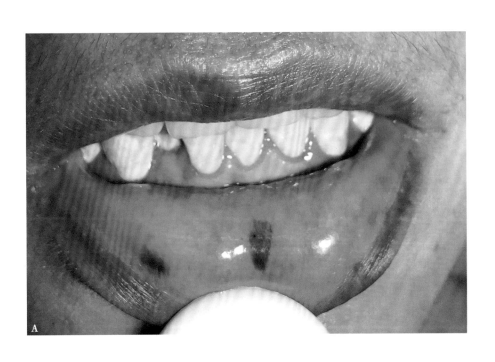

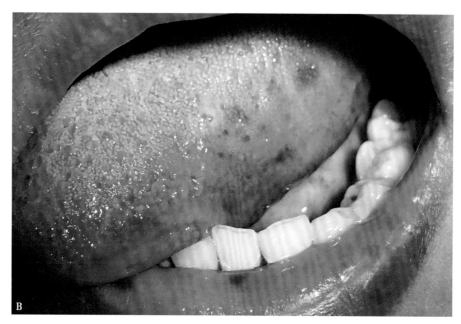

图 8-1-1　口腔黏膜黑斑

A. 下唇黏膜黑斑　　B. 舌黏膜黑斑

诊断: 口腔黏膜黑斑。

【病例解析】

1. 该病例的诊断依据是什么?

（1）唇舌部黏膜黑斑 1 年,无任何不适感,无腹痛腹泻。

（2）唇舌部散在分布,直径约 0.5～1cm 黑斑,损害边界清楚,表面光滑,无糜烂、溃疡或增生,质地柔软,无自觉症状。

（3）血清重金属（铅、汞）含量正常。肠镜检查未见肠道息肉。血清皮质醇检测未见异常。

2. 该病例在诊断过程中,应排除哪些疾病?

该患者诊断为口腔黏膜黑斑,属于内源性色素沉着,在诊断过程中需排除系统性、种族性和外源性物质所致的口腔黏膜色素沉着,如色素沉着息肉综合征、口腔炎症性疾病、吸烟性黑素沉着等。

（1）色素沉着息肉综合征:为常染色体显性遗传病,口腔表现为黏膜黑斑（图 8-1-2）,且常伴有腹痛、腹泻或便血等症状,胃肠镜检查见胃肠道多发性息肉为本病的重要特点。

（2）口腔炎症性疾病:唇炎、口腔扁平苔藓等损害愈合后在病变位置可能出现色素沉着,其边界清楚,表面光滑,不突出于黏膜表面,质地与周围黏膜一致,且形状不规则,一般在原有损害位置发生（图 8-1-3）。

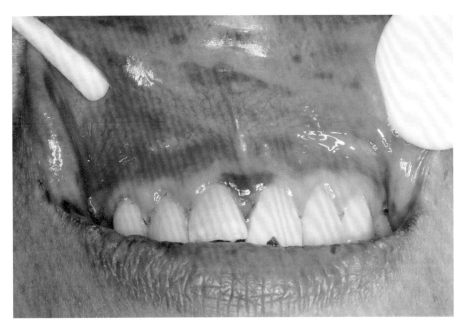

图 8-1-2　色素沉着息肉综合征
唇红、牙龈黏膜棕褐色斑

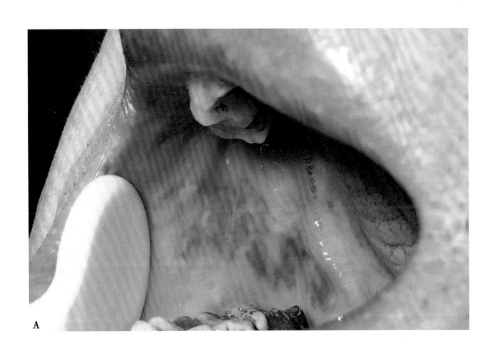

A

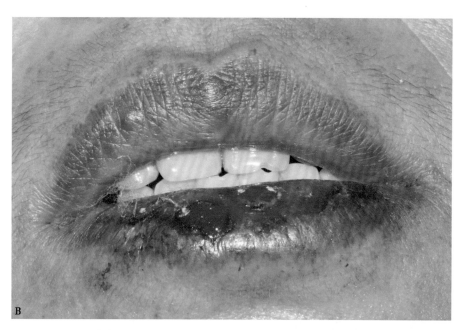

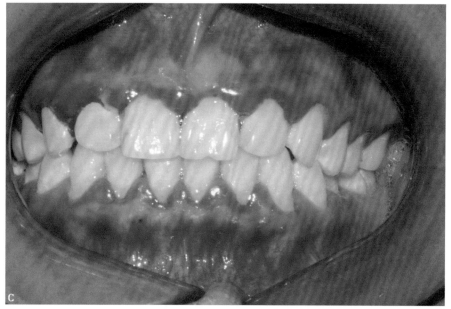

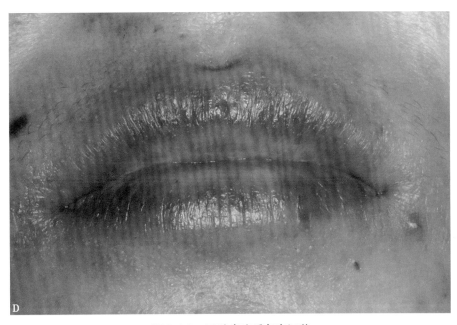

图 8-1-3　口腔炎症后色素沉着
A. 口腔扁平苔藓伴发颊部色素沉着　B. 慢性盘状红斑狼疮伴发唇部色素沉着
C. 慢性牙周炎伴发牙周色素沉着　D. 慢性唇炎愈后遗留色素沉着

（3）吸烟性黑素沉着：吸烟者在口腔黏膜出现深灰色或棕黑色的色素沉着，形状不规则（图 8-1-4）。色素沉着与吸烟时间、吸烟量呈正比。

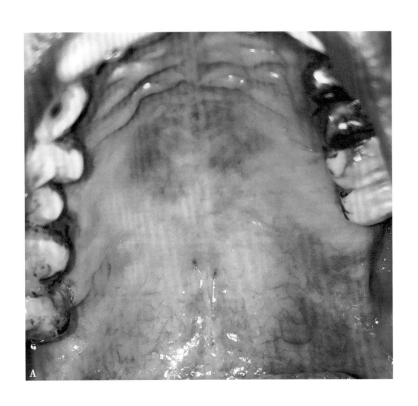

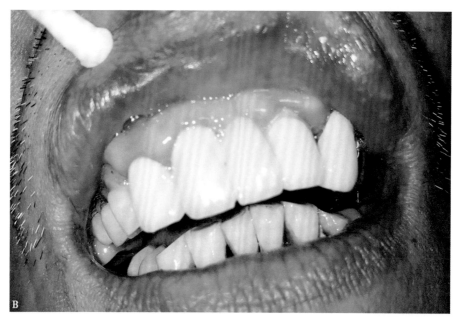

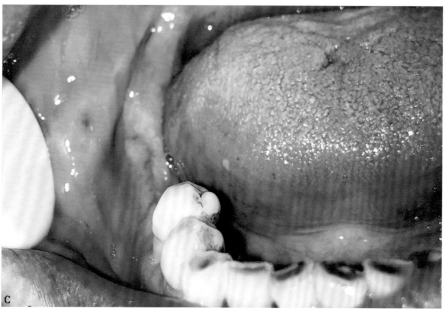

图 8-1-4　吸烟性黑素沉着
A. 上腭黑色素沉着　B. 上唇内侧黏膜黑色素沉着　C. 颊部及牙槽嵴黏膜黑色素沉着

3. 该疾病应如何治疗?

口腔黏膜黑斑是良性损害,一般不需特殊处理,但需定期复诊,一旦色素沉着区域出现变化时,如色素沉着面积增大、表面粗糙度增加甚至出现破溃出血,基底质地变硬等,应及时活检排除恶变。

第二节 色素沉着息肉综合征

【典型病例】

患者，女，47岁。

主诉：口唇有黑斑5年。

病史：5年前口唇出现黑斑，无疼痛不适，平时大便较稀，有时腹痛伴轻微腹泻。否认系统性疾病史和药物过敏史。

检查：上下唇红黏膜、双颊黏膜、舌背黏膜、牙龈唇颊侧黏膜散在分布多处棕黑色斑（图8-2-1），扁平不隆起，直径1～5mm，表面光滑，质地柔软与其周围正常黏膜一致，未触及肿大淋巴结。

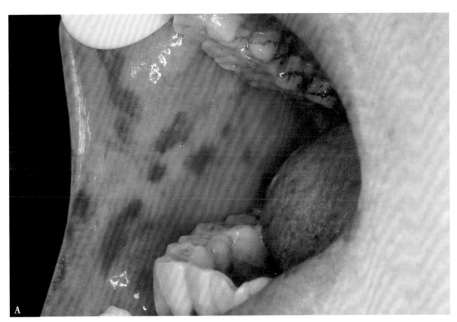

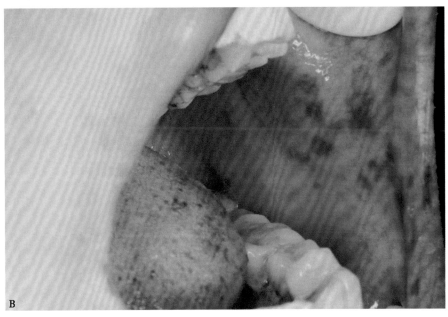

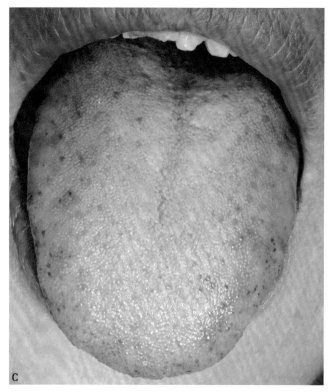

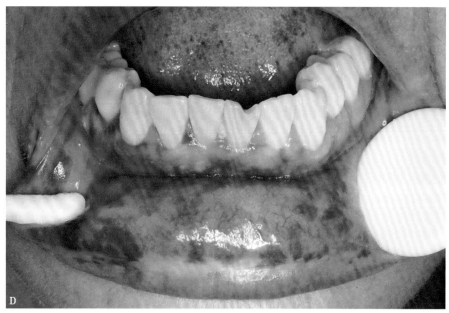

图 8-2-1　色素沉着息肉综合征
A. 右颊黏膜棕黑色斑　B. 左颊黏膜棕黑色斑　C. 舌背黏膜棕黑色斑　D. 下唇红及牙龈黏膜棕黑色斑

辅助检查: 结肠镜检查结果显示(降结肠)多发性炎性息肉。

诊断: 色素沉着息肉综合征。

【病例解析】

1. 该病例的诊断依据是什么?

(1) 口腔黏膜多处散在分布的棕黑色斑,扁平不隆起,直径 1～5mm,表面光滑,质软,未触及肿大淋巴结。

（2）伴有慢性腹痛、腹泻。

（3）结肠镜检查结果为降结肠多发性炎性息肉。

2. 该病例在诊断过程中，应排除哪些疾病？

该患者的临床表现以口腔黏膜多处散在分布的棕黑色斑为主，故在诊断过程中应排除库欣综合征、原发性慢性肾上腺皮质功能减退症、多发性骨性纤维发育异常、黑棘皮病等。

（1）库欣综合征：多见于因各种原因长期服用糖皮质激素的患者，临床表现多为满月脸，向心性肥胖，皮肤薄，可见皮下瘀斑。口腔黏膜表现为斑点状的棕褐色色素沉着斑（图8-2-2A）。抵抗力差，易同时伴发念珠菌感染（图8-2-2B）等。

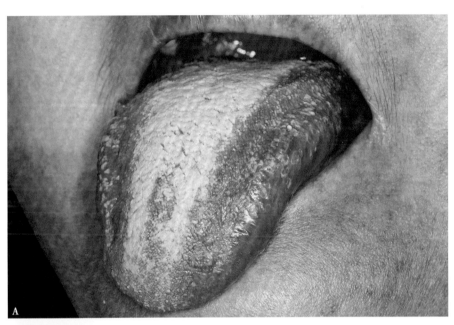

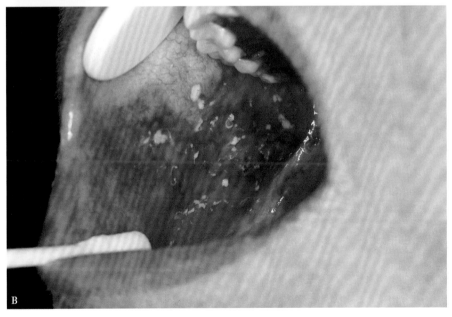

图 8-2-2　库欣综合征（长期服用糖皮质激素）
A. 舌背黏膜萎缩及色素沉着　B. 颊黏膜色素沉着伴白色凝乳状斑块（念珠菌感染）

（2）原发性慢性肾上腺皮质功能减退症：几乎所有患者都会出现色素沉着，口腔黏膜表现为大小不一、点片状、蓝色或蓝黑色的斑。全身皮肤颜色加深，身体暴露部位以及易受摩擦部位尤其明显。同时，患者伴有乏力、淡漠等神经系统症状，食欲减退、消化不良等消化系统症状，血压降低等心血管系统症状以及代谢障碍等。

（3）多发性骨性纤维发育异常：又称 Albright 综合征，病程较为缓慢，有自限倾向，主要表现为：①皮肤、黏膜的色素沉着，腰背部、臀部、下肢皮肤以及口唇黏膜（皮肤）等处的褐色斑，直径大小不等；②骨纤维发育异常，表现为骨骼畸形和（或）病理性骨折；③性早熟。

（4）黑棘皮病：损害常见于皮肤，较少累及口腔黏膜。口腔黏膜损害主要位于唇、颊、舌背等处，黏膜增厚不平或呈乳头瘤样增生。皮肤损害初期仅为干燥粗糙，灰褐色或黑色色素沉着，后逐渐增厚，伴有乳头瘤样增生，同时色素沉着渐深。

3. 该疾病应如何治疗？

转消化内科治疗肠道息肉。口腔黏膜和口周皮肤的色素沉着一般不需治疗。

第三节　原发性慢性肾上腺皮质功能减退症

【典型病例】

患者，女，52 岁。

主诉： 口唇及皮肤发黑 2 年。

病史： 2 年前出现口唇发黑，无疼痛不适，后出现面部皮肤变黑，平时感乏力，食欲不佳，近几个月体重下降约 5kg。否认系统性疾病史及药物过敏史。

检查： 唇红部黏膜、舌黏膜、牙龈唇颊侧黏膜可见点状和片状黑褐色色素沉着，面部皮肤黑褐色色素沉着（图 8-3-1）。色素沉着斑不高于黏膜面或皮肤表面。触诊质地柔软，与周围正常黏膜或皮肤一致。

辅助检查： 骨髓穿刺检查结果显示弥漫大 B 细胞淋巴瘤。

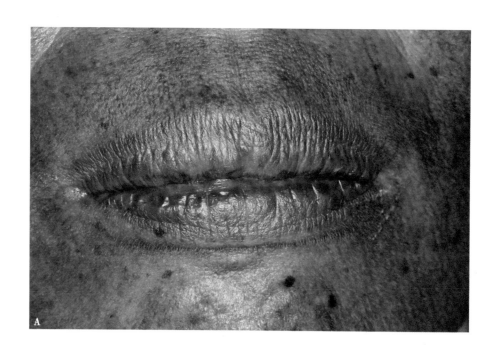

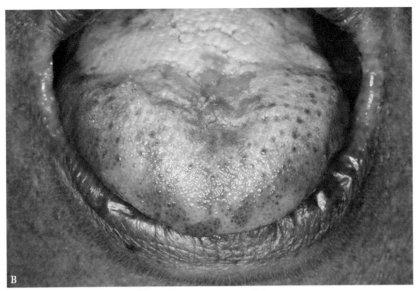

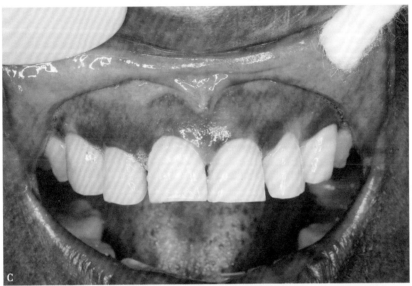

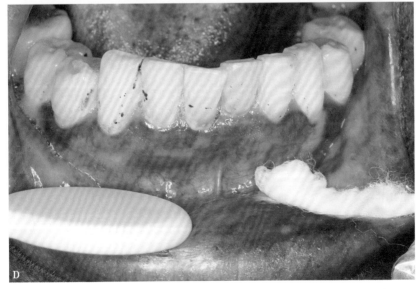

图 8-3-1　原发性慢性肾上腺皮质功能减退症（弥漫大 B 细胞淋巴瘤）
A. 面部皮肤及唇红黏膜黑褐色色素沉着　B. 舌背黏膜黑褐色色素沉着
C. 上颌牙龈黑褐色色素沉着　D. 下颌牙龈黑褐色色素沉着

诊断： 原发性慢性肾上腺皮质功能减退症。

【病例解析】

1. 该病例的诊断依据是什么？

（1）口唇黏膜和面部皮肤黑色素沉着2年，体乏，食欲不佳。

（2）唇红部黏膜、舌黏膜、牙龈唇颊侧黏膜可见点状和片状黑褐色色素沉着，面部皮肤黑褐色色素沉着，色素沉着斑不高于黏膜面或皮肤表面，质软。

（3）骨髓穿刺检查结果显示为弥漫大B细胞淋巴瘤，后者是原发性慢性肾上腺皮质功能减退症的病因之一。

2. 该病例应与哪些疾病鉴别？

（1）银汞纹身：指充填用的银汞合金释放的银、汞以及硫化银颗粒等进入口腔黏膜从而引起黏膜色素沉着，常见于充填物周围的黏膜，患者一般无自觉症状。因银汞充填材料现已被淘汰，其引起的色素沉着已不多见。

（2）重金属色素沉着：多见于职业暴露者。慢性重金属中毒可在牙龈边缘形成线状色素沉着带，为黑蓝或者灰蓝色，严重者可见口腔黏膜的沉着斑。全身排毒后色素沉着可逐渐褪去。

（3）药物引起的色素沉着：有服用药物史，停药后色素沉着可保留一定时间。外用药物如氯己定含漱液，也可出现暂时性的黏膜色素沉着（图8-3-2）。

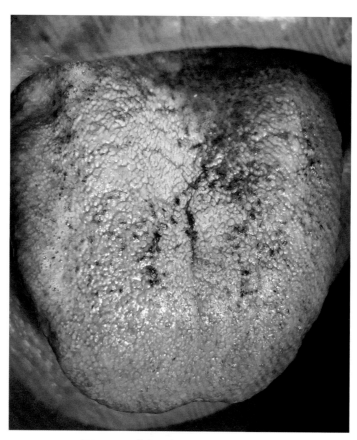

图 8-3-2　药物引起的色素沉着（外用）
消炎漱口水含漱导致舌背黏膜染色呈黑色

3. 该疾病应如何治疗？

转血液科及内分泌科诊治。口腔黏膜的色素沉着一般不需特殊处理。

第四节 恶性黑素瘤

【典型病例】

患者,女,68岁。

主诉: 下唇黑斑增大3个月伴溃烂1个月。

病史: 5年前下唇长黑斑,一直以来无明显疼痛不适感,未治疗。近3个月来发现下唇发黑区域面积明显增大,1个月前黑斑出现溃烂,稍感疼痛。否认系统性疾病史和药物过敏史。

检查: 下唇红黏膜及唇周皮肤大面积黑色斑,局部黏膜可见溃疡伴疣状增生,触诊质较硬,基底质硬,黑色斑与周围正常皮肤黏膜界限不清(图8-4-1)。

辅助检查: 病理学检查显示恶性黑素瘤。

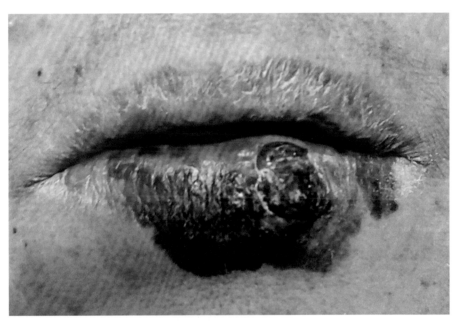

图8-4-1 恶性黑素瘤
下唇大面积黑色斑,局部溃疡伴疣状增生,基底硬

诊断: 恶性黑素瘤。

【病例解析】

1. 该病例的诊断依据是什么?

(1)唇部黑色斑,突然增大伴糜烂、溃疡,并出现疼痛。

(2)局部黏膜溃疡伴疣状增生,基底质硬,与周围界限不清。

(3)病理学检查结果显示为恶性黑素瘤。

2. 该病例应该与哪些疾病鉴别?

恶性黑素瘤的恶性程度是皮肤癌中最高的一种,易发生早期而广泛的转移,临床上就诊时常常已是晚期,其预后差,致死率极高,所以其诊断和鉴别诊断尤为重要。

(1)蓝痣:又称为蓝神经痣、良性间叶黑素瘤、黑素纤维瘤、色素细胞瘤等,是一种良性肿瘤,由蓝痣细胞组成。蓝痣多见于皮肤,发生于口腔黏膜者极少见。一般无症状,临床表现为蓝黑色或淡蓝色的斑块,光滑、平伏(图8-4-2),直径一般小于6mm,有时亦可达1~3cm。病理学检查可见上皮下结缔组织内数量较多的梭形黑素细胞,周围可见富含黑素的噬黑素细胞。

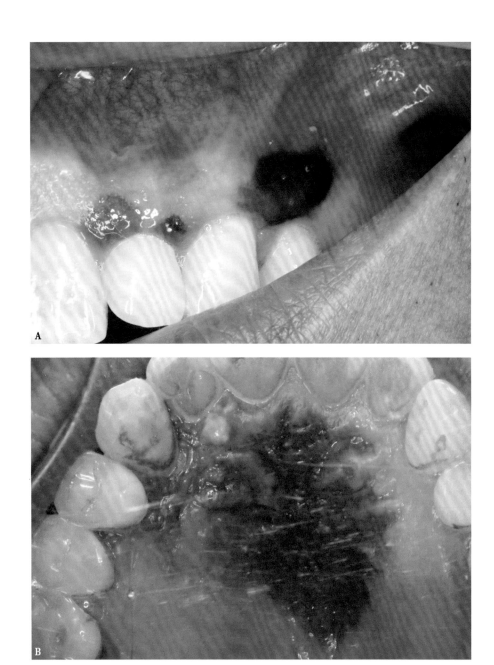

图 8-4-2　蓝痣
A. 牙龈蓝黑色及黑褐色斑，平伏　B. 腭部蓝黑色斑片

　　（2）色素痣：又称为痣细胞痣、黑痣，可发生于人体皮肤或黏膜的任何部位，在口腔可发生于牙龈、腭部、唇颊黏膜等处，表现为小于 1cm 的褐色、深棕色或棕黑色的斑片、丘疹或结节。

　　（3）血管瘤：为先天性良性肿瘤，婴幼儿即可出现，初起为淡红色的斑点或斑块，随病损体积增大，可呈红色或淡蓝色肿块，质软，压迫瘤体颜色会变浅或消失（图 8-4-3）。

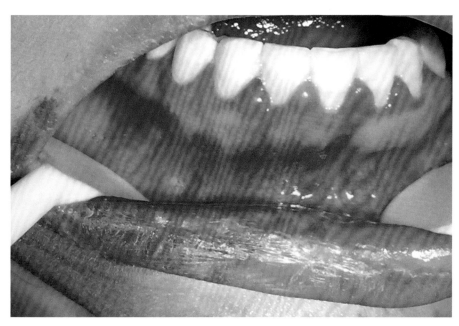

图 8-4-3　血管瘤

面部皮肤、下唇红黏膜及附着龈紫红色斑块,质软,压迫颜色变浅

3. 该病例所患的恶性黑素瘤早期可能有哪些临床特点?

早期临床特点可总结为"ABCDE 法则",即 A:病损不对称(asymmetry);B:边缘不规则(border irregularity),边缘不整齐或有切迹、锯齿等;C:颜色改变(color variation),原有颜色加深或颜色不均匀;D:直径(diameter),恶性黑素瘤通常比普通痣大,对于直径 >5mm 的色素斑要予以重视,直径 >1cm 的色素痣最好行活检评估;E:隆起(elevation),部分早期的恶性黑素瘤瘤体会有轻微的隆起。如果色素痣发生大小、色泽、症状及状态(发生结节或溃疡)的变化,均提示有恶变发生的可能。

4. 该疾病应如何治疗?

一旦确诊为恶性黑素瘤应立即转肿瘤科或口腔颌面外科等相关科室诊治。

【综合述评】

斑和斑片是指位于皮肤及黏膜上局限性的颜色异常,不高于黏膜或皮肤表面。直径数毫米至数厘米,若直径 <2cm,称斑;若直径 >2cm,称斑片。颜色可呈红色、红棕色、黑褐色、棕黑色、黑色等。棕黑或黑褐色的斑或斑片可因黑色素沉积引起。引起黑色素沉积的常见原因有遗传因素、内分泌因素、自身免疫因素、系统性疾病以及重金属、烟草、药物、局部炎症刺激等。

本章以图谱形式介绍了以黑色斑和斑片为主要临床表征的四种疾病,包括口腔黏膜黑斑、色素沉着息肉综合征、原发性慢性肾上腺皮质功能减退症以及恶性黑素瘤,但这并不能代表有此临床损害的全部疾病,仍有其他口腔黏膜病也可出现相同或者相似的损害,如多发性骨性纤维发育异常、黑棘皮病以及一些外源性色素沉着等,这部分疾病的鉴别诊断如下(表 8-4-1)。

表 8-4-1　以黑色斑和斑片为主要损害的疾病的鉴别诊断

疾病	病因	诊断要点
口腔黏膜黑斑(oral melanotic macule)	不明,与种族性、系统性疾病无关,是一种内源性色素沉着	1. 一般无自觉症状 2. 边界清楚,不高于黏膜表面的黑或棕黑色斑 3. 病理学表现为上皮基底细胞层及基底细胞上层黑素增多,呈棕色带状,与其下层结缔组织分界明显

续表

疾病	病因	诊断要点
色素沉着息肉综合征（pigmentation polyposis syndrome）	常染色体显性遗传病	1. 口腔黏膜及口周皮肤色素沉着斑，随年龄增长，斑增大、增多 2. 同时伴肠道多发性息肉，家族遗传性 3. 病理学表现为基底细胞层内黑素颗粒或黑素细胞增加。肠道息肉多为错构瘤
吸烟性色素沉着（tobacco-induced pigmentation）	吸烟	1. 多见于唇、腭、牙龈和颊部，表现为黏膜棕色至黑色的不规则色素斑 2. 黑素沉着的程度与吸烟时间和量成正比
（药源性）库欣综合征（Cushing's syndrome）	长期应用糖皮质激素导致	1. 多发于长期应用糖皮质激素的人群 2. 临床表现多为"满月脸"、向心性肥胖，皮肤薄，可见皮下瘀斑，口腔黏膜表现为点状或片状的棕褐色色素沉着斑 3. 抵抗力差，易伴发念珠菌感染
原发性慢性肾上腺皮质功能减退症（primary chronic adrenocortical hypofunction）	肾上腺疾病导致肾上腺皮质激素分泌不足	1. 多见于成年人 2. 色素沉着散见于皮肤和口腔黏膜，常为褐色、黑褐色或青铜色，在暴露部位和易受摩擦处最明显 3. 可伴全身症状，严重时可发生肾上腺危象 4. 病理学检查显示基底细胞内或其上层黑素沉着，真皮层的上部可见中等量吞噬黑素的巨噬细胞
多发性骨性纤维发育异常（polyestotic fibrous dysplasia）	病因不明，属于先天性疾病，可能与内分泌或者新陈代谢功能失调等有关	1. 发生于儿童和青少年 2. 皮肤、口腔黏膜色素沉着 3. 骨纤维发育异常 4. 性早熟
黑棘皮病（acanthosis nigricans）	病因不明，可能与胰岛素利用缺陷、药物、自身免疫或者肿瘤代谢产物有关	1. 皮肤损害常见，较少累及口腔黏膜 2. 皮肤干燥粗糙、色素沉着，皮肤可增厚，伴有乳头瘤样增生，色素沉着渐深 3. 口腔黏膜损害，主要位于唇、颊、舌背黏膜等处，黏膜增厚不平或呈乳头瘤样增生，可伴色素沉着 4. 病理学表现为上皮过度角化和乳头瘤样增生，棘层不规则增厚，基底细胞层有轻度色素增加
药物性色素沉着（drug-induced pigmentation）	药物	1. 药物服用史或药液含漱史 2. 停药后色素斑仍可持续一段时间
银汞文身（silver mercury tattoos）	银汞合金	1. 损害部位附近可见银汞充填物 2. 黏膜损害为灰蓝色或黑色的色素沉着 3. 一般无症状
重金属色素沉着（heavy metal-induced pigmentation）	重金属的局部或者全身性吸收	1. 有重金属暴露史 2. 可在牙龈边缘形成铅钱、铋线和汞线，蓝黑色或蓝灰色色素沉着带 3. 严重者可有全身中毒症状
恶性黑素瘤（malignant melanoma）	病因不明，可能与长期物理、化学反复刺激，先天性巨痣及家族史有关	1. 多见于唇部、腭部黏膜 2. 起病时多为大小不一的蓝黑色扁平的斑或斑片，逐渐形成肿块并垂直于黏膜表面生长，基底质硬，表面可有溃疡，多有卫星灶 3. 早期即可有相关区域的淋巴结肿大 4. 瘤细胞异型性，细胞质透明内含黑素，核大、深染，核仁明显、分裂象多，可见多核瘤巨细胞

续表

疾病	病因	诊断要点
蓝痣（blue nevus）	病因不明	1. 多见于皮肤，发生于口腔黏膜者极少见 2. 一般无症状，临床表现为蓝黑色或淡蓝色的斑块，光滑、平伏或略隆起 3. 病理学表现为上皮下结缔组织内数量较多的梭形黑素细胞，周围可见富含黑素的噬黑素细胞
色素痣（pigmented nevus）	是一种发育畸形，为常染色体显性遗传病	1. 婴幼儿即可发病 2. 口腔色素痣多发于腭部、牙龈、唇颊黏膜等处，以交界痣和混合痣为主 3. 病理学检查可见痣细胞巢

【诊断流程图】

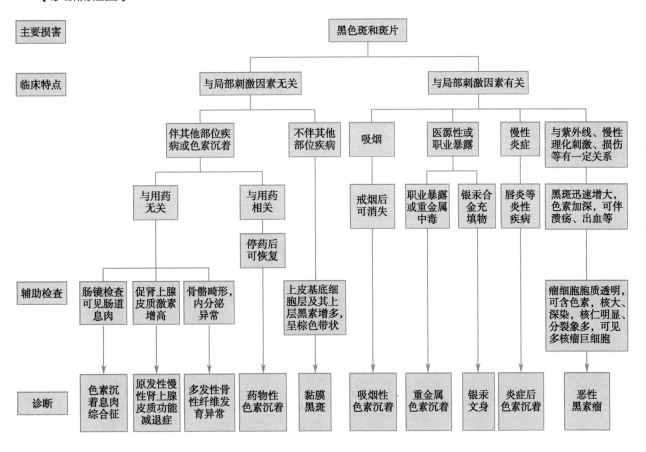

第九章 皲裂、鳞屑

第一节 慢性非特异性唇炎

【典型病例】

患者,男,37岁。

主诉:嘴唇反复干燥起皮1年。

病史:1年来嘴唇反复干燥,起皮,有裂口,疼痛,天气寒冷及风吹时病情加重,否认瘙痒。曾用红霉素软膏局部涂抹,稍减轻,但不能完全治愈,病情反复,时轻时重。否认系统性疾病史及药物过敏史。

检查:上下唇唇红部数条纵行皲裂、糜烂,上覆淡黄色痂皮,唇红黏膜及唇周皮肤红肿,表面可见少量鳞屑(图9-1-1)。

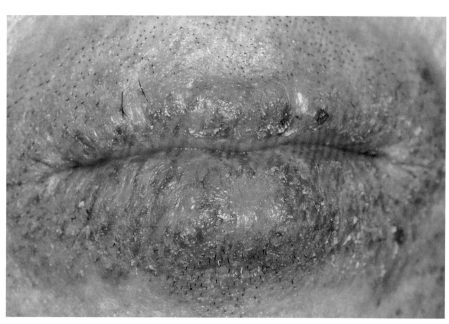

图 9-1-1 慢性非特异性唇炎

唇红部红肿伴皲裂、糜烂,上覆淡黄色痂

诊断:慢性非特异性唇炎。

【病例解析】

1. 该病例的诊断依据是什么?

(1)上下唇唇红部反复干燥、皲裂,有糜烂及淡黄色痂皮,嘴唇及唇周红肿,表面可见少量鳞屑。

(2)病情反复,天气寒冷及风吹时病情加重,无瘙痒。

2. 该病在临床上分为哪些类型?

慢性非特异性唇炎根据临床表现特征分为两型:慢性脱屑性唇炎和慢性糜烂性唇炎。

(1)慢性脱屑性唇炎:以脱屑为主,病变可位于上下唇。主要表现为唇红部干燥、脱屑,严重时伴有皲裂(图9-1-2,图9-1-3)。病情常反复发作,持续数月甚至数年。

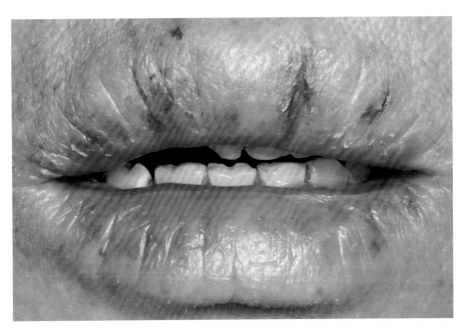

图9-1-2　慢性脱屑性唇炎
唇红黏膜干燥、脱屑伴皲裂

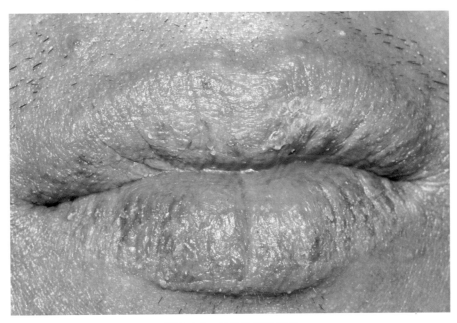

图9-1-3　慢性脱屑性唇炎
唇红黏膜干燥、脱屑伴皲裂,上覆淡黄色痂皮

（2）慢性糜烂性唇炎：主要表现为上下唇唇红部反复糜烂、渗出，以下唇为重，损害交替或同时出现皲裂、出血、结痂（图9-1-4，图9-1-5）。长期迁延不愈者，唇红部可出现肿胀甚至轻度增生。

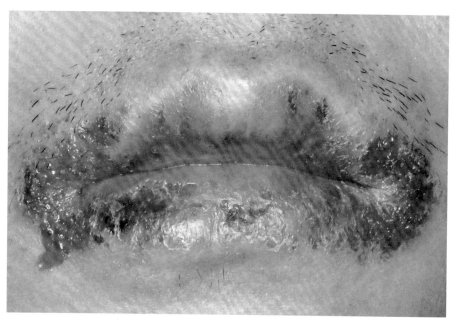

图9-1-4　慢性糜烂性唇炎
唇红及口角黏膜糜烂、渗出伴痂皮

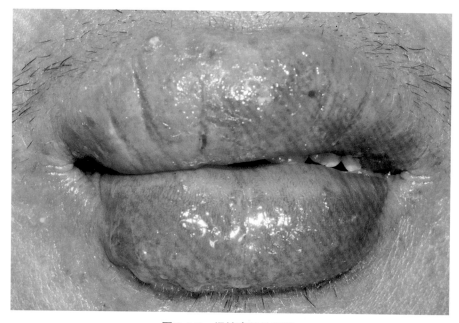

图9-1-5　慢性糜烂性唇炎
唇红黏膜糜烂、渗出伴皲裂

3. 该病例应与哪些疾病鉴别？

该病例主要表现为唇红部皲裂、脱屑及淡黄色痂皮，应与有类似损害的慢性光化性唇炎、念珠菌性唇炎、腺性唇炎、良性淋巴组织增生性唇炎、接触性唇炎等进行鉴别。

（1）慢性光化性唇炎：好发于日照强烈的夏季，多见于户外工作者，日光曝晒后发病。常发生在下唇，急性者下唇可有充血糜烂，可伴剧烈瘙痒。慢性者脱屑呈秕糠样，可伴皲裂（图9-1-6）。

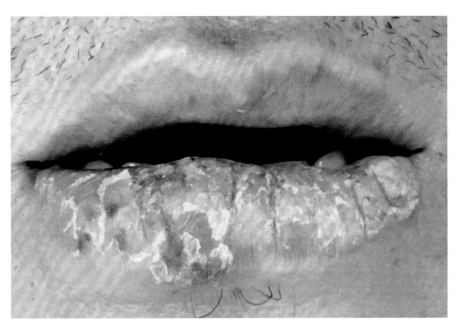

图9-1-6 慢性光化性唇炎
下唇唇红黏膜皲裂、干燥、脱屑伴局部黏膜增厚

（2）念珠菌性唇炎：表现为唇部干燥、脱屑，常伴有念珠菌口炎和口角炎（图9-1-7），涂片镜检可发现念珠菌菌丝及孢子。

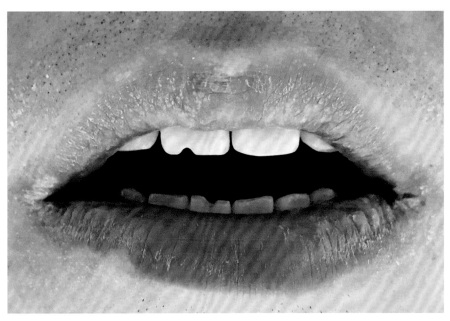

图9-1-7 念珠菌性唇炎、口角炎（艾滋病伴发）
唇红及口角区黏膜白色鳞屑伴数条细皲裂纹

（3）腺性唇炎：表现为唇部肿胀，唇部黏膜下可扪及颗粒状增生肥大的唇腺，挤压可有黏液自导管口流出，干燥后形成痂皮（图9-1-8）。

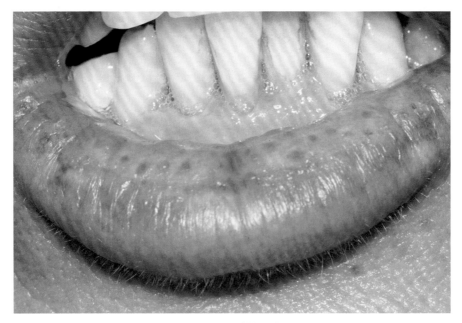

图9-1-8 腺性唇炎
唇腺导管开口处红肿,表面可见成滴的黏液

（4）良性淋巴组织增生性唇炎:多见于下唇唇红部,下唇正中部好发。疾病初期唇部干燥、脱屑,后出现唇部糜烂、渗出,剧烈瘙痒,患者忍不住用牙咬唇,咬破后流出淡黄色液体后瘙痒缓解,损害部位覆盖淡黄色痂皮。

（5）接触性唇炎:因接触变应原引起唇黏膜充血肿胀,严重者可见水疱、糜烂或溃疡,表面渗出形成假膜（图9-1-9）。患者多为过敏体质,变应原可以是口腔充填材料如银汞合金、义齿中的自凝树脂、药物如抗生素软膏等,也可以是牙膏、唇膏,或者某些食物、糖果等。一般发生较为迟缓,接触变应原2~3日后才发生反应。

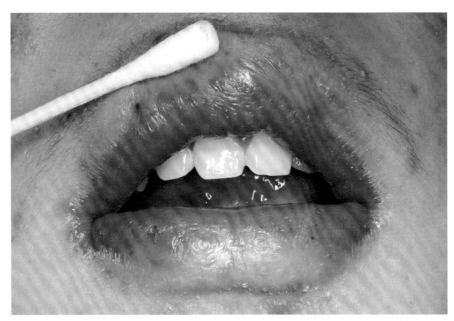

图9-1-9 接触性唇炎
食用接触芒果后唇红黏膜充血、水肿

4. 该病例的治疗原则是什么？

（1）避免风吹、寒冷等刺激因素。

（2）保持唇部湿润，缓解干燥、脱屑的症状。可使用保湿唇膏或药物软膏，合并感染时可使用抗生素或抗真菌软膏等。

（3）若出现糜烂结痂，应先使用消毒含漱液如复方氯己定含漱液湿敷，痂皮脱落后再涂布软膏类药物。

第二节 口 角 炎

【典型病例】

患儿，女，6 岁。

主诉：嘴角干裂疼痛 2 周余。

病史：2 周前嘴角干裂疼痛，有紧绷感，患儿经常张大口以消除紧绷不适。用红霉素软膏局部涂抹，稍减轻，但裂口未完全愈合。否认系统性疾病史和药物过敏史。

检查：双侧口角区充血红肿，有数条皲裂纹，少量渗出（图 9-2-1）。

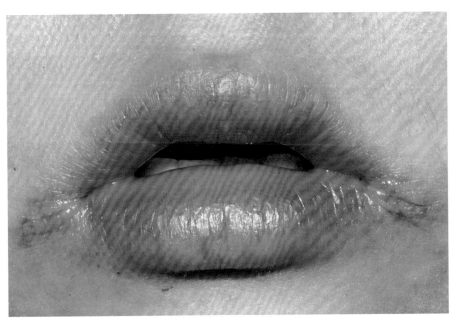

图 9-2-1 口角炎
双侧口角区黏膜及皮肤红肿、皲裂

诊断：口角炎。

【病例解析】

1. 该病例的诊断依据是什么？

（1）双侧口角区充血红肿，有皲裂纹，少量渗出。

（2）使用红霉素软膏局部涂抹可缓解症状。

2. 该病例可能的病因是什么？

该病例根据临床症状诊断为口角炎，且无全身性疾病和药物过敏史，故可能是由感染因素引起的。如要确定具体感染原因需行细菌培养、涂片检查等微生物学检查。

3. 除了本型，口角炎还有哪些类型？

该病例为感染性口角炎，可由细菌、真菌、病毒等病原微生物引起。除此之外，口角炎还包括营养不良性口角炎、创伤性口角炎和接触性口角炎。

（1）感染性口角炎：主要表现为口角区皲裂、充血、水肿，可见分泌物和结痂，伴明显疼痛（图9-2-2～图9-2-4）。根据其临床表现和细菌培养、念珠菌镜检、病毒分离培养等微生物学检查结果即可明确诊断。

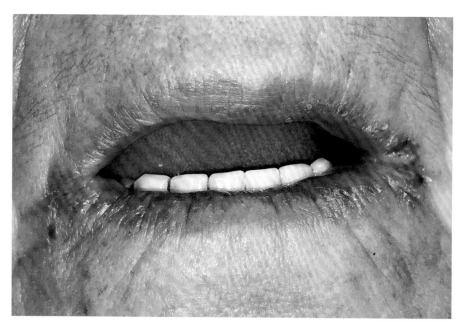

图9-2-2　感染性口角炎（真菌感染）
颌间距离过短，双侧口角皱褶区黏膜潮湿、充血、皲裂

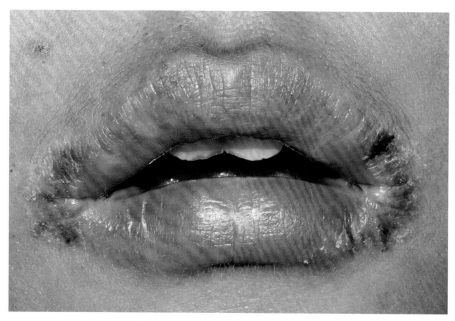

图9-2-3　感染性口角炎（细菌感染）
双侧口角区黏膜充血、皲裂

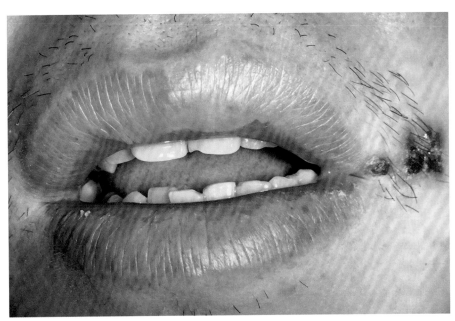

图 9-2-4 感染性口角炎（病毒感染）
左侧口角区黏膜和皮肤成簇水疱、糜烂、红肿

（2）营养不良性口角炎：由营养不良、维生素缺乏引起，或继发于糖尿病、贫血、免疫功能低下等全身性疾病。口角区皲裂，可有渗出或痂皮形成（图 9-2-5），伴有唇炎和舌炎甚至全身症状。确诊该病必须建立在病史和实验室检查的基础上。

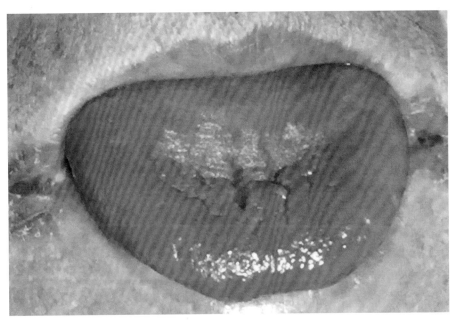

图 9-2-5 营养不良性口角炎（贫血伴发）
双侧口角发红、皲裂伴舌背舌乳头萎缩

（3）创伤性口角炎：由创伤所致，主要包括医源性创伤、严重的物理刺激或者不良习惯等。常为单侧性口角区损害，一般为新鲜创口，陈旧性者有渗出、痂皮（图 9-2-6）。

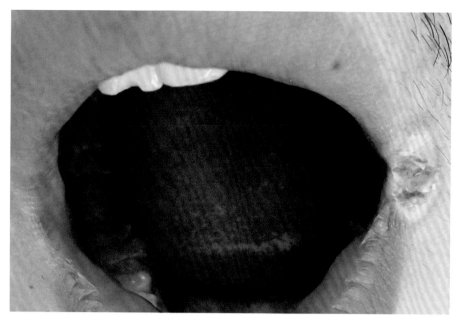

图9-2-6　创伤性口角炎
局部创伤导致左侧口角皲裂、糜烂

（4）接触性口角炎：多发生于过敏体质者，接触变应原或者毒性物质即可发病，常与变态反应性唇炎相伴发生。变应原主要是一些护肤品、化妆品或某些食品、药品等（图9-2-7）。

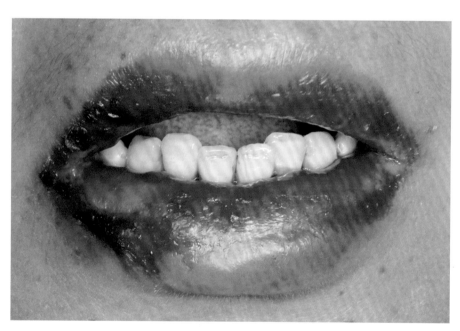

图9-2-7　接触性口角炎
接触过敏物质后口角及唇部黏膜充血，糜烂

4. 该疾病应如何治疗？

消除局部诱因，如舔唇等不良习惯等，同时注意唇部的保湿。如果是细菌感染者，可用抗生素类漱口液或者软膏制剂局部涂抹或湿敷。真菌感染者，可使用抗真菌药物湿敷或者软膏涂抹。病毒感染者，可局部用抗病毒类漱口水涂抹或者湿敷，严重者可口服抗病毒药物。

【综合述评】

皲裂是皮肤和唇红黏膜表面的线状裂口，因组织失去弹性变脆而发生。局限于上皮层内的浅皲裂易愈合，不留瘢痕。深达固有层或黏膜下层的皲裂可引起出血，愈后可遗留瘢痕。鳞屑是指已经或即将脱落的上皮角质层，表层多为过度角化或不全角化。出现皲裂和鳞屑损害的常见原因有感染因素（包括细菌、病毒、真菌等）、创伤因素、理化因素、免疫因素等。

本章以图谱形式介绍了以出皲裂、鳞屑为主要临床表征的两种疾病，包括慢性非特异性唇炎和口角炎，但这并不能代表有此临床损害的全部疾病，仍有其他口腔黏膜病也可出现相同或者相似的损害，比如唇炎中的慢性光化性唇炎、念珠菌性唇炎、腺性唇炎、良性淋巴组织增生性唇炎、口腔黏膜变态反应性疾病等。对于这部分疾病在鉴别诊断里列出，或根据其特征性的损害将其归入到其他相关章节中加以阐述。值得注意的是慢性非特异性唇炎和口角炎的损害不只是皲裂和鳞屑，还可同时出现糜烂、溃疡、假膜、痂、色素沉着等。

发生皲裂、鳞屑的疾病种类繁多，各种疾病口腔表征非常相似，容易混淆，对于本章出现的疾病，其鉴别诊断归纳如下（表9-2-1）。

表9-2-1　以皲裂、鳞屑为主要损害的疾病的鉴别诊断

疾病	病因	诊断要点
慢性非特异性唇炎（chronic non-specific cheilitis）	不明，可能与温度、化学、机械性因素的长期持续性刺激以及精神因素等有关	1. 唇黏膜干燥、脱屑或糜烂、渗出等 2. 病情反复，寒冷干燥天气好发
腺性唇炎（cheilitis glandularis）	不明，可能与常染色体遗传或者外界刺激有关	1. 唇部肿胀，可扪及大小不等的结节 2. 单纯型唇腺增生肥大，导管口可见露珠状黏液，化脓型可见导管口脓液溢出 3. 可伴糜烂，白色痂皮或脓痂
良性淋巴组织增生性唇炎（cheilitis of benign lymphoplasis）	不明，可能与胚胎发育过程中残留的原始淋巴组织增生有关	1. 多见于下唇 2. 反复发作的剧烈瘙痒 3. 黄色痂皮覆盖病损区
光化性唇炎（actinic cheilitis）	紫外线过敏所致	1. 下唇多见 2. 日光照射后发生或加重 3. 唇损害为湿疹糜烂或干燥脱屑
念珠菌性唇炎（candidal cheilitis）	念珠菌感染	1. 唇部干燥脱屑，可同时伴有念珠菌口炎或口角炎 2. 真菌涂片镜检可发现孢子和菌丝
感染性口角炎（infectious angular cheilitis）	细菌、真菌、病毒等病原微生物感染	1. 口角区干燥、皲裂、脱屑，可伴糜烂 2. 微生物学检查可确诊
营养不良性口角炎（dystrophic angular cheilitis）	营养不良或继发于全身性疾病的营养不良，如维生素 B_2 缺乏、贫血、糖尿病等	1. 口角区非特异性炎症，充血、皲裂、渗出等 2. 可伴有其他营养不良的全身症状 3. 维生素水平、贫血相关检测等可协助诊断
创伤性口角炎（traumatic angular cheilitis）	各种创伤引起口角区损害，如医源性刺激，不良习惯，物理、化学刺激等	1. 有明确创伤因素 2. 一般单侧分布 3. 口角区新鲜伤口可出血，陈旧伤口可糜烂、结痂、皲裂
接触性口角炎（contacted angular cheilitis）	过敏体质者接触到药品、化妆品、食品等变应原引起变态反应	1. 患者多为过敏体质 2. 有可疑变应原接触史 3. 口角区充血、皲裂或有渗出，可伴有其他部位甚至全身过敏症状

【诊断流程图】

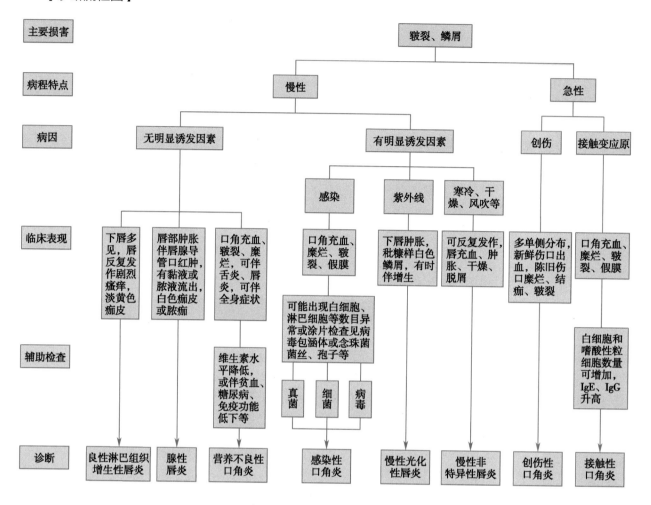

主要损害 —— 皲裂、鳞屑

病程特点 —— 慢性 / 急性

病因 —— 无明显诱发因素 / 有明显诱发因素 / 创伤 / 接触变应原

感染 / 紫外线 / 寒冷、干燥、风吹等

临床表现：

下唇多见，唇反复发作剧烈瘙痒，淡黄色痂皮

唇部肿胀伴唇腺导管口红肿，有黏液或脓液流出，白色痂皮或脓痂

口角充血、皲裂、糜烂，可伴舌炎、唇炎，可伴全身症状

口角充血、糜烂、皲裂、假膜

下唇肿胀，秕糠样白色鳞屑，有时伴增生

可反复发作，唇充血、肿胀、干燥、脱屑

多单侧分布，新鲜伤口出血，陈旧伤口糜烂、结痂、皲裂

口角充血、糜烂、皲裂、假膜

辅助检查：

维生素水平降低，或伴贫血、糖尿病、免疫功能低下等

可能出现白细胞、淋巴细胞等数目异常或涂片检查见病毒包涵体或念珠菌菌丝、孢子等

真菌 / 细菌 / 病毒

白细胞和嗜酸性粒细胞数量可增加，IgE、IgG升高

诊断：

良性淋巴组织增生性唇炎 / 腺性唇炎 / 营养不良性口角炎 / 感染性口角炎 / 慢性光化性唇炎 / 慢性非特异性唇炎 / 创伤性口角炎 / 接触性口角炎